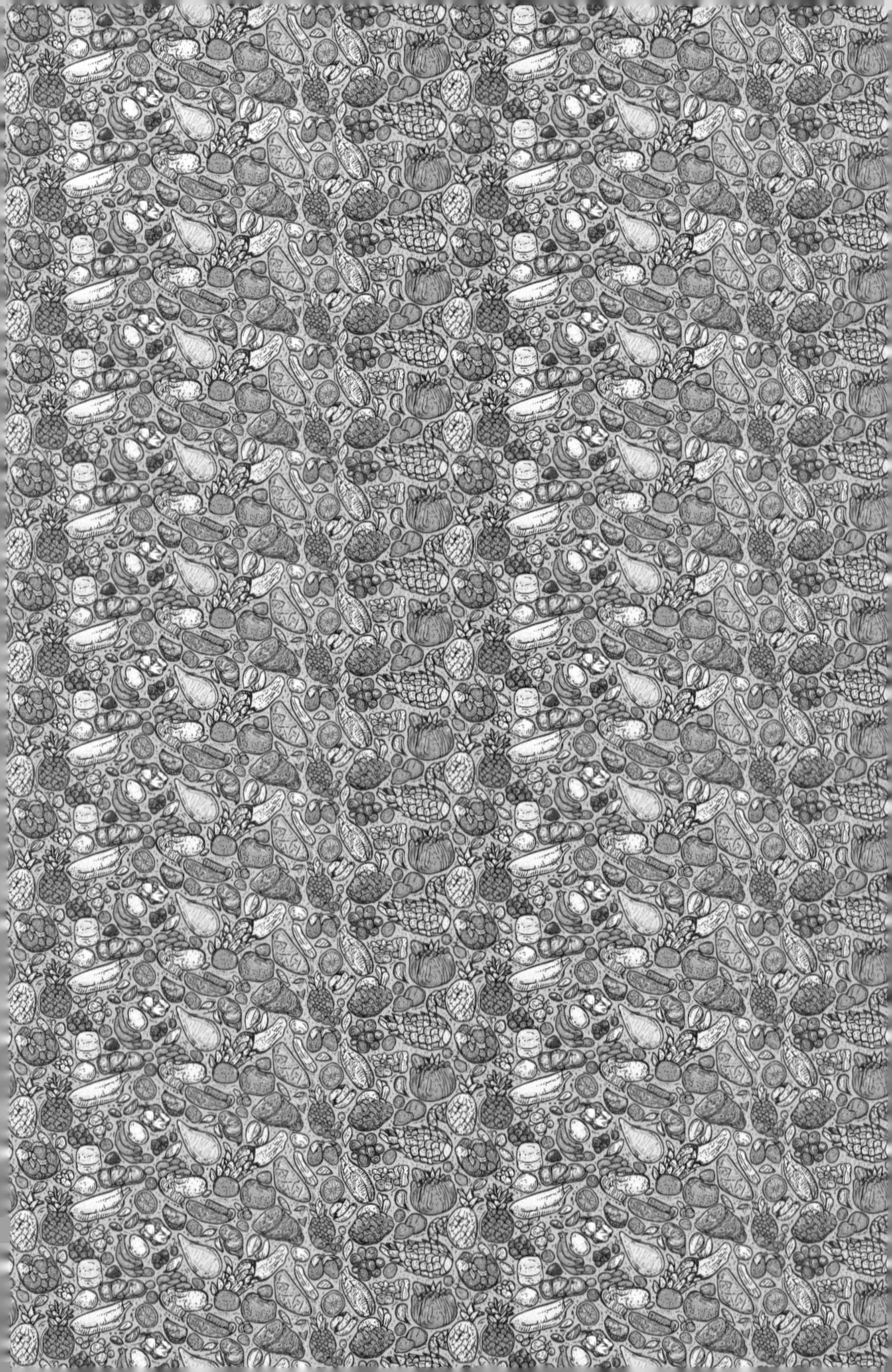

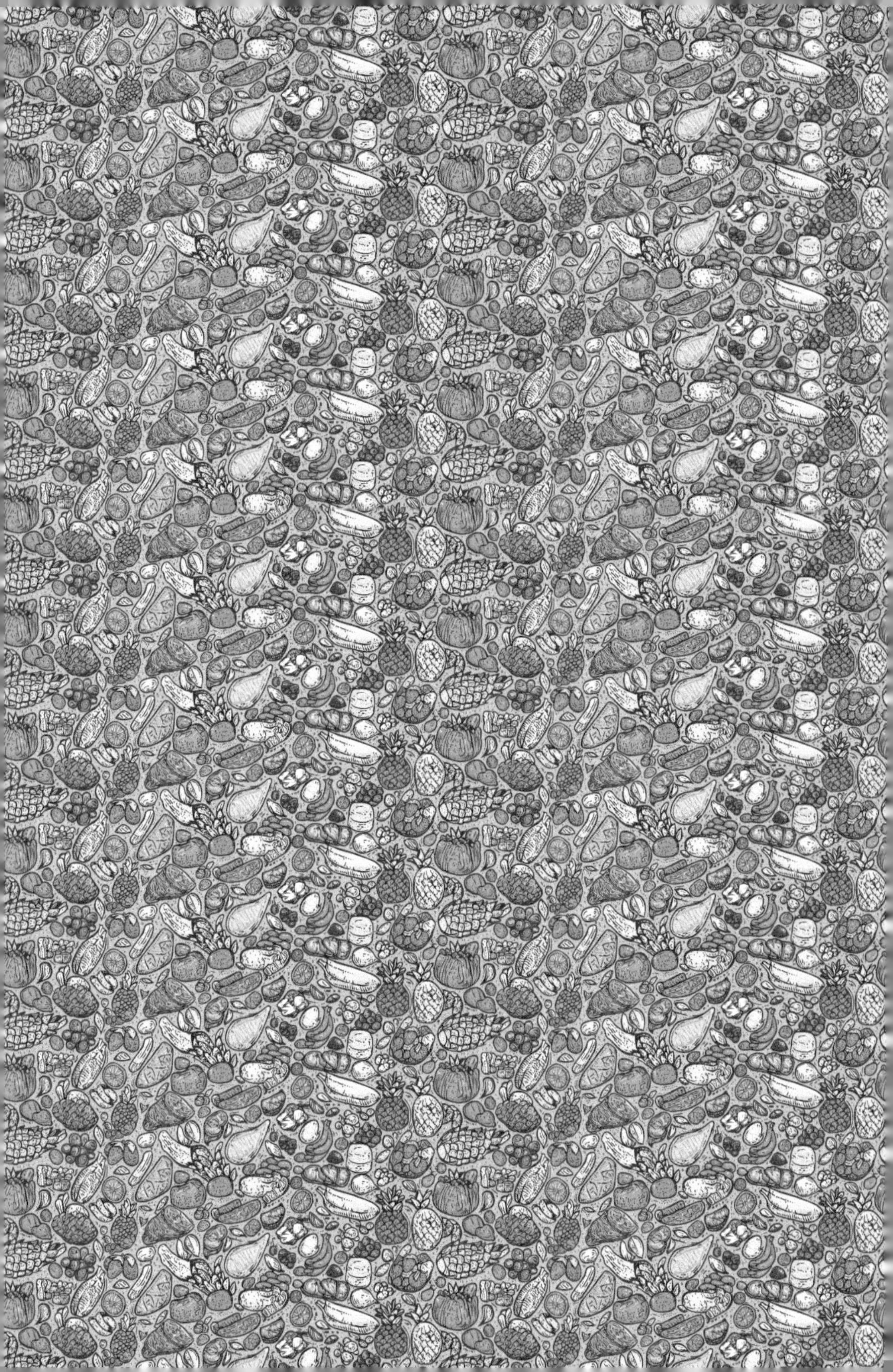

Impressão legal

Saage Media GmbH
c/o SpinLab – The HHL Accelerator
Spinnereistraße 7
04179 Leipzig, Germany
E-Mail: contact@SaageMedia.com
Web: www.SaageMedia.com
Commercial Register: Local Court Leipzig, HRB 42755 (Handelsregister: Amtsgericht Leipzig, HRB 42755)
Managing Director: Rico Saage (Geschäftsführer)
VAT ID Number: DE369527893 (USt-IdNr.)

Editora: Saage Media GmbH
Publicação: 02.2025
Design da capa: Saage Media GmbH
ISBN Capa mole (pt): 978-3-384-53336-4
ISBN Ebook (pt): 978-3-384-53337-1

Legal / Avisos

Os links externos e referências às fontes listados neste livro foram verificados no momento da publicação. O autor não tem influência sobre os designs e conteúdos atuais e futuros das páginas vinculadas. O fornecedor do site vinculado é o único responsável por conteúdos ilegais, incorretos ou incompletos, bem como por danos decorrentes do uso ou não uso das informações, não quem se refere à respectiva publicação através de links. Todas as fontes externas utilizadas estão listadas na bibliografia. Apesar do cuidadoso controle de conteúdo, não assumimos responsabilidade pelo conteúdo de fontes externas. Os operadores das fontes citadas são os únicos responsáveis pelo seu conteúdo. Imagens e fontes de terceiros são marcadas como tal. A reprodução, processamento, distribuição e qualquer tipo de exploração fora dos limites dos direitos autorais requerem o consentimento por escrito do respectivo autor ou criador.
Este livro foi traduzido do alemão. Desvios do original ou erros de tradução não podem ser completamente descartados. Todas as fontes citadas no livro estão disponíveis em inglês. Não nos responsabilizamos por quaisquer imprecisões ou mal-entendidos de conteúdo que possam surgir através da tradução.
Os dados nos diagramas que não estão explicitamente marcados com uma fonte não são baseados em estudos, mas são suposições não vinculativas para melhor visualização.
Este livro foi criado usando Inteligência Artificial (IA) e outras ferramentas. Entre outras coisas, foram utilizadas ferramentas para pesquisa, escrita/edição e geração de ilustrações decorativas. Apesar do controle, os erros não podem ser completamente descartados. Gostaríamos de enfatizar que o uso de IA serve como uma ferramenta de suporte para proporcionar aos nossos leitores uma experiência de leitura de alta qualidade e inspiradora.

As referências e citações contidas neste livro foram cuidadosamente pesquisadas e reproduzidas em seu sentido. A interpretação e apresentação do conteúdo citado reflete a visão do autor e não necessariamente corresponde à intenção ou opinião dos autores originais. Em citações contextuais, as principais declarações das fontes originais foram incorporadas ao contexto desta obra de acordo com o melhor conhecimento e consciência, mas podem diferir das formulações e nuances de significado originais devido à transferência e simplificação. Todas as fontes utilizadas estão listadas completamente na bibliografia e podem ser consultadas no original. A responsabilidade pela interpretação e incorporação contextual do conteúdo citado é do autor deste livro. Para questões científicas e informações detalhadas, recomenda-se consultar as fontes originais. O autor se esforçou para apresentar assuntos científicos complexos de forma compreensível. Simplificações e generalizações não podem ser excluídas. Nenhuma garantia pode ser dada quanto à precisão técnica e completude das apresentações simplificadas. A reprodução contextual de citações e descobertas científicas é feita conscienciosamente em conformidade com o direito de citação de acordo com § 51 da Lei de Direitos Autorais e todas as disposições relevantes de direitos autorais de outros países. Na simplificação, transferência e possível tradução de conteúdo científico para uma linguagem geralmente compreensível, nuances de significado e detalhes técnicos podem ser perdidos. O autor não reivindica direitos sobre as obras citadas e respeita todos os direitos autorais dos autores originais. Se for identificado um uso não autorizado, o autor solicita notificação para tomar as medidas apropriadas. Para fins acadêmicos e uso como referência científica, recomenda-se expressamente recorrer às fontes originais. A apresentação simplificada serve exclusivamente para informação científica popular.

As informações contidas neste livro sobre a alimentação anti-inflamatória em doenças reumáticas foram cuidadosamente pesquisadas e compiladas da melhor maneira possível. No entanto, erros não podem ser completamente excluídos. As recomendações e estratégias alimentares apresentadas para reumatismo, artrose e outras doenças inflamatórias não substituem a orientação ou tratamento médico profissional. Antes de iniciar uma mudança na dieta, especialmente em casos de doenças autoimunes como artrite reumatoide ou artrite psoriásica, você deve consultar seu médico ou um nutricionista qualificado. O efeito de certos alimentos ou formas de alimentação pode variar significativamente de pessoa para pessoa. As recomendações alimentares descritas devem ser entendidas como medidas de apoio e não substituem o tratamento médico necessário. Não se pode garantir a eficácia das estratégias alimentares apresentadas. Não há responsabilidade por danos à saúde que possam resultar da aplicação das informações contidas neste livro. Todos os nomes de marcas e marcas registradas de suplementos alimentares ou alimentos especiais são propriedade de seus respectivos proprietários. As fontes científicas e estudos que fundamentam as recomendações alimentares estão listados no apêndice.

Bendis Saage

Nutrição e Doenças Reumáticas: Guia Prático para Alimentação Anti-inflamatória

Estratégias nutricionais para controle da inflamação, fortalecimento do sistema imunológico e melhoria da qualidade de vida em pacientes reumáticos

82 Fontes
45 Diagramas
66 Imagens
7 Ilustrações

Queridos leitores,

agradecemos de coração por terem escolhido este livro. Com a vossa escolha, não só nos deram a vossa confiança, mas também parte do vosso precioso tempo. Agradecemos muito.

Doenças reumáticas afetam milhões de pessoas e podem restringir significativamente a qualidade de vida. A boa notícia: uma mudança alimentar direcionada pode influenciar positivamente os processos inflamatórios. Este livro técnico mostra de forma sistemática como os afetados podem aliviar seus sintomas por meio de uma alimentação anti-inflamatória. Ele combina descobertas atuais da nutrição médica com orientações práticas para a implementação no dia a dia. Os leitores obtêm uma visão fundamentada das interações entre alimentação e processos autoimunes. São considerados tanto os fundamentos da alimentação antirreumática quanto as particularidades específicas de doenças como artrite reumatoide, artrose e artrite psoriásica. Com recomendações concretas de ação, planos alimentares e dicas práticas, este livro apoia a mudança gradual da própria alimentação. Aproveite o poder da alimentação correta para reduzir seus sintomas de forma natural e melhorar sua qualidade de vida.

Este guia fornece informações compreensíveis e práticas sobre um tópico complexo. Graças a ferramentas digitais desenvolvidas internamente que também utilizam redes neurais, pudemos realizar pesquisas extensivas. O conteúdo foi estruturado de forma ideal e desenvolvido até a versão final para fornecer uma visão geral bem fundamentada e facilmente acessível. O resultado: você obtém uma visão abrangente e se beneficia de explicações claras e exemplos ilustrativos. O design visual também foi otimizado por meio deste método avançado para que você possa captar e usar as informações rapidamente.

Nos esforçamos pela máxima precisão, mas agradecemos qualquer indicação de possíveis erros. Visite nosso site para encontrar as últimas correções e adições a este livro. Estas também serão incorporadas em edições futuras.

Esperamos que goste de ler e descubra coisas novas! Se tiver sugestões, críticas ou perguntas, aguardamos seu feedback. Somente através da troca ativa com vocês, leitores, as futuras edições e obras poderão se tornar ainda melhores. Mantenha-se curioso!

Bendis Saage

Saage Media GmbH - Equipe

- www.SaageBooks.com/pt
- support@saagemedia.com
- Spinnereistraße 7 - c/o SpinLab – The HHL Accelerator, 04179 Leipzig, Germany

Acesso rápido ao conhecimento

Para garantir uma experiência de leitura ideal, gostaríamos de familiarizá-lo com as principais características deste livro:

- **Estrutura Modular:** Cada capítulo é independente e pode ser lido separadamente dos outros.
- **Pesquisa Aprofundada:** Todos os capítulos são baseados em pesquisa minuciosa e são apoiados por referências científicas. Os dados mostrados nos diagramas servem para melhor visualização e são baseados em suposições, não nos dados fornecidos nas fontes. Uma lista abrangente de fontes e créditos de imagem pode ser encontrada no apêndice.
- **Terminologia Clara:** Termos técnicos sublinhados são explicados no glossário.
- **Resumos dos Capítulos:** No final de cada capítulo, você encontrará resumos concisos que fornecem uma visão geral dos pontos principais.
- **Recomendações Concretas:** Cada subcapítulo conclui com uma lista de conselhos específicos para ajudá-lo a colocar em prática o que aprendeu.

Materiais bônus adicionais em nosso site

Em nosso site, planejamos disponibilizar os seguintes materiais exclusivos:

- Conteúdo bônus e capítulos adicionais
- Um resumo geral compacto
- Uma versão em radionovela. (Em planejamento)

O site está atualmente em construção.

www.SaageBooks.com/pt/
nutricao_em_doencas_reumaticas-bonus-63T71Z

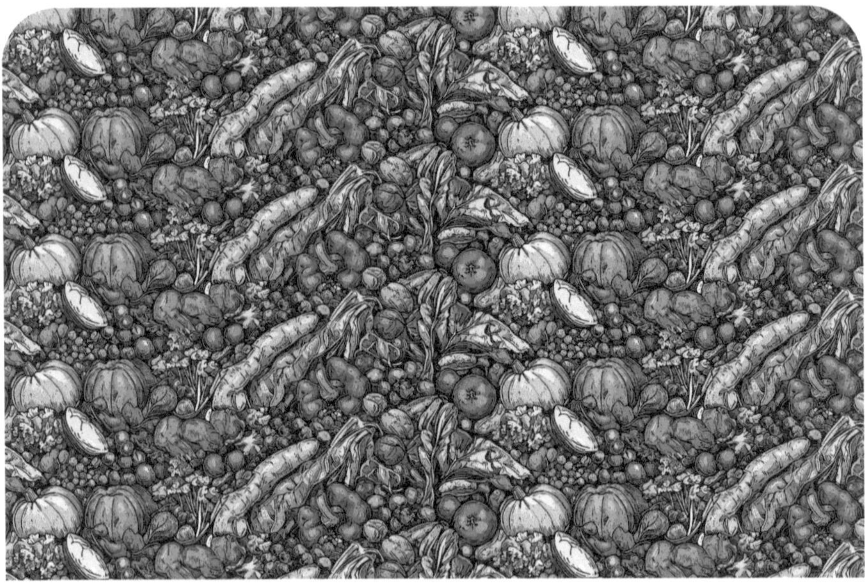

Índice

1. Fundamentos da dieta antirreumática

Podemos realmente influenciar as queixas reumáticas por meio da alimentação adequada? A pesquisa dos últimos anos mostra relações claras entre alimentos e processos inflamatórios no corpo. O que comemos afeta diretamente os processos bioquímicos em nossas articulações e tecidos. As modernas descobertas em nutrição médica abrem novos caminhos no tratamento de doenças reumáticas. As páginas a seguir revelam as bases científicas de uma terapia nutricional direcionada e mostram como você pode implementá-la no dia a dia.

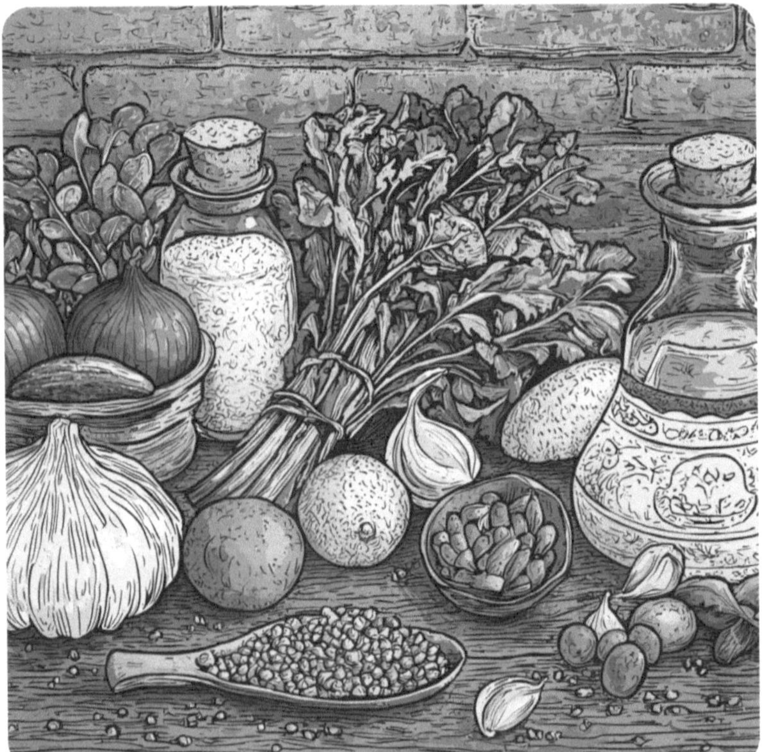

1. 1 Princípios da medicina nutricional

A alimentação influencia comprovadamente os processos inflamatórios no corpo e, portanto, desempenha um papel crucial nas doenças reumáticas. Tanto os alimentos que promovem a inflamação quanto os que a inibem afetam a flora intestinal, o metabolismo e, por fim, o curso da doença. Uma mudança alimentar direcionada pode aliviar os sintomas e melhorar a qualidade de vida. Descubra neste capítulo como os princípios da nutrição médica formam a base para uma dieta antirreumática.

Uma dieta antirreumática deve incluir alimentos anti-inflamatórios, como frutas, vegetais, nozes, leguminosas, grãos integrais, ácidos graxos ômega-3 e especiarias, enquanto alimentos pró-inflamatórios, como carne vermelha e processada, carboidratos refinados, gorduras saturadas e consumo excessivo de sal devem ser reduzidos, a fim de promover a saúde intestinal e influenciar positivamente os processos metabólicos.

Relação entre alimentação e inflamações

A alimentação influencia comprovadamente os processos inflamatórios no corpo [s1]. Alimentos que promovem a inflamação, como carne vermelha e sal, podem afetar negativamente a artrite reumatoide, alterando a flora intestinal e a composição corporal [s2]. Uma dieta rica em fibras, como produtos integrais, tem um efeito positivo sobre os marcadores inflamatórios associados à artrite reumatoide [s2]. Ácidos graxos poli-insaturados, especialmente os ácidos graxos ômega-3, também têm propriedades anti-inflamatórias e antioxidantes [s2]. Eles podem reduzir a inflamação e aliviar os sintomas da artrite reumatoide [s2]. Outros alimentos anti-inflamatórios incluem frutas, vegetais, nozes, leguminosas, especiarias e proteínas vegetais [s3]. Em contrapartida, carne vermelha e processada, carboidratos refinados e gorduras saturadas são considerados pró-inflamatórios [s3]. A dieta mediterrânea, rica em ácidos graxos insaturados e antioxidantes, pode reduzir a inflamação e melhorar a função física [s4]. Alternativamente, uma dieta vegana pode reduzir a reatividade imunológica a certos alérgenos alimentares, promovendo assim a remissão na artrite reumatoide [s4]. Uma dieta de eliminação, na qual potenciais alérgenos são excluídos, pode controlar os sintomas da artrite

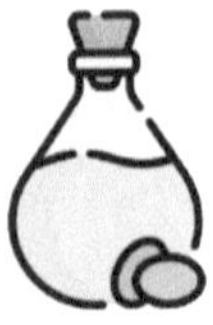

reumatoide associada a alimentos [s4]. A qualidade dos carboidratos também influencia a inflamação sistêmica: uma dieta rica em fibras mostra uma correlação negativa com marcadores inflamatórios como CRP e IL-6 [s5]. Um alto consumo de sal intensifica os efeitos negativos de outros fatores ambientais e está associado a um aumento do risco de artrite reumatoide [s5]. A vitamina D e probióticos também podem oferecer benefícios protetores [s2]. Certas especiarias possuem propriedades anti-inflamatórias [s2].

Bom saber

Artrite Reumatoide

Uma doença articular crônica inflamatória, caracterizada por dor, inchaço e rigidez nas articulações. A alimentação pode influenciar o curso da doença, promovendo ou inibindo inflamações.

Dieta de Eliminação

Uma dieta na qual certos alimentos são excluídos por um período específico para descobrir se eles provocam alergias ou intolerâncias. Em doenças reumáticas, uma dieta de eliminação pode ajudar a identificar alimentos que aumentam a inflamação.

Dieta Mediterrânea

Um padrão alimentar rico em frutas, vegetais, azeite, peixe e produtos integrais. A dieta mediterrânea é pobre em carne vermelha e alimentos processados. Ela tem um efeito positivo sobre a saúde e pode reduzir a inflamação no corpo, o que pode ser benéfico em doenças reumáticas.

Dieta Vegana

Um estilo de alimentação que exclui completamente produtos de origem animal. Uma dieta vegana, quando planejada e implementada corretamente, pode ajudar a reduzir inflamações e modular o sistema imunológico, o que pode ter um efeito positivo em doenças reumáticas. No entanto, é importante garantir uma ingestão adequada de nutrientes, especialmente de vitamina B12, ferro e ácidos graxos ômega-3.

Correlação entre Dieta e Marcadores Inflamatórios

Ilustra a relação entre o índice inflamatório dietético e os níveis de PCR.

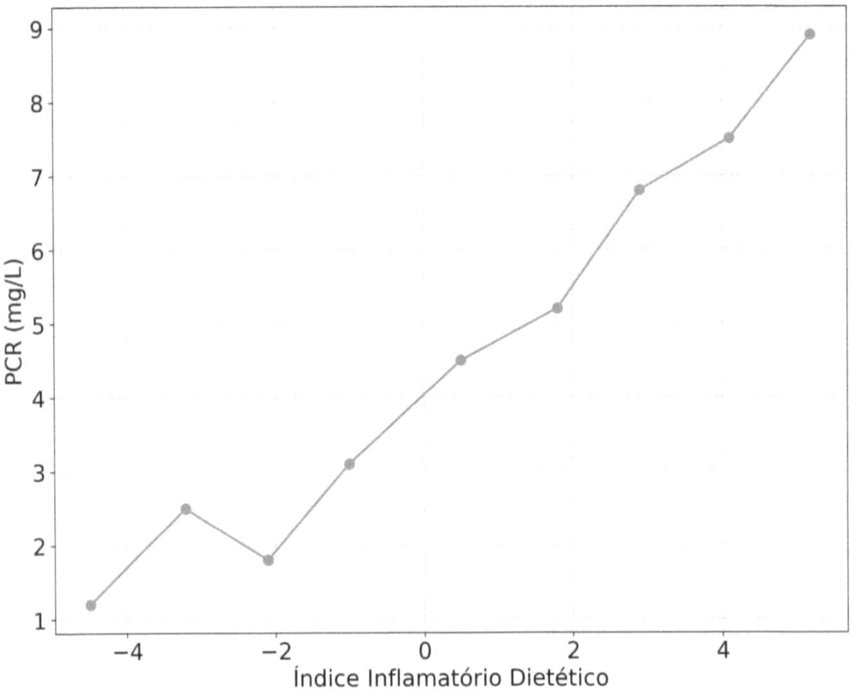

Este gráfico sugere uma correlação positiva entre um índice inflamatório dietético mais alto (dieta pró-inflamatória) e níveis elevados de PCR, indicando inflamação sistêmica aumentada. Indivíduos com pontuações mais baixas no índice inflamatório dietético (dieta anti-inflamatória) tendem a ter níveis mais baixos de PCR, sugerindo melhor controle da inflamação. Isso apoia a importância de uma dieta anti-inflamatória no manejo de condições inflamatórias.

Processos metabólicos em doenças reumáticas

Doenças reumáticas frequentemente estão associadas a processos metabólicos alterados, que podem influenciar o curso da doença. Um elemento central é a resistência à insulina, que ocorre com frequência em indivíduos afetados e está relacionada a concentrações elevadas de mediadores inflamatórios, como TNF-α, IL-1α, IL-1β e IL-6 [s6]. Esses citocinas desempenham um papel fundamental na ocorrência de inflamações e dores, sintomas típicos das doenças reumáticas. Uma estratégia nutricional que influencia positivamente o metabolismo pode, portanto, contribuir para a redução dos sintomas. A dieta cetogênica, que altera o metabolismo para a queima de gordura e a formação de corpos cetônicos por meio de uma drástica redução de carboidratos, apresenta abordagens promissoras [s6]. Ao melhorar a sensibilidade à insulina, essa forma de alimentação pode reduzir a liberação de citocinas inflamatórias e, assim, atenuar os processos inflamatórios no corpo [s6]. Outro efeito positivo da dieta cetogênica é a redução de peso, que frequentemente ocorre como um efeito colateral. O excesso de peso intensifica a reação inflamatória no corpo, uma vez que o tecido adiposo também contribui para a produção de mediadores inflamatórios [s6]. A perda de peso pode, portanto, diminuir a carga desses mediadores e, assim, reduzir a atividade inflamatória. Aqueles que sofrem de queixas reumáticas e estão acima do peso podem se beneficiar dos efeitos positivos sobre o metabolismo e o peso por meio de uma dieta cetogênica acompanhada por um médico ou nutricionista. É importante considerar a viabilidade a longo prazo e as necessidades individuais.

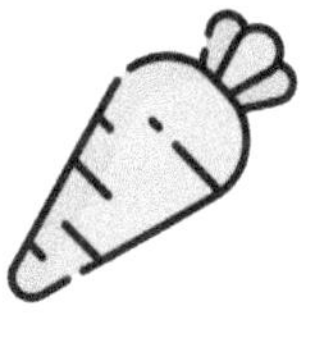

Bom saber

Corpos cetônicos

Corpos cetônicos são moléculas ricas em energia que o corpo produz quando queima gordura em vez de carboidratos. Eles servem como uma fonte alternativa de energia para o cérebro e músculos e podem ter efeitos positivos sobre os processos inflamatórios em doenças reumáticas.

Dieta cetogênica

A dieta cetogênica é uma forma de alimentação que é muito baixa em carboidratos e rica em gorduras. Com a redução da ingestão de carboidratos, o corpo altera seu metabolismo e utiliza a gordura como fonte primária de energia. Isso resulta na formação de corpos cetônicos, que podem ter um efeito anti-inflamatório e proporcionar alívio em doenças reumáticas.

Resistência à insulina

A resistência à insulina ocorre quando as células do corpo não respondem adequadamente ao hormônio insulina. Isso leva a níveis elevados de açúcar no sangue e pode promover processos inflamatórios no corpo, que desempenham um papel nas doenças reumáticas.

Atividade Metabólica e Inflamação em Doenças Reumáticas

Correlação entre atividade metabólica, marcadores de inflamação e intensidade da doença em condições reumáticas.

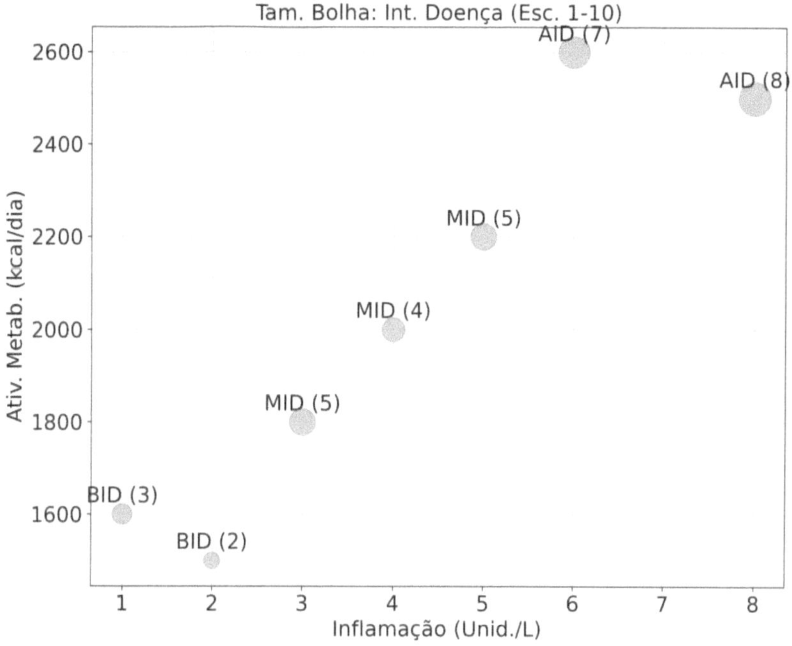

Blasengröße: Int. Doença (Esc. 1-10)

- AID: Alta Intensidade da Doença
- BID: Baixa Intensidade da Doença
- MID: Intensidade Moderada da Doença

O gráfico sugere uma ligação potencial entre maior atividade metabólica e aumento dos marcadores de inflamação em indivíduos com sintomas mais intensos de doença reumática. Aqueles com intensidade moderada da doença mostram uma variedade de atividades metabólicas, indicando a influência de outros fatores. Menor atividade metabólica parece estar associada a menor inflamação, independentemente da intensidade da doença.

Importância da saúde intestinal

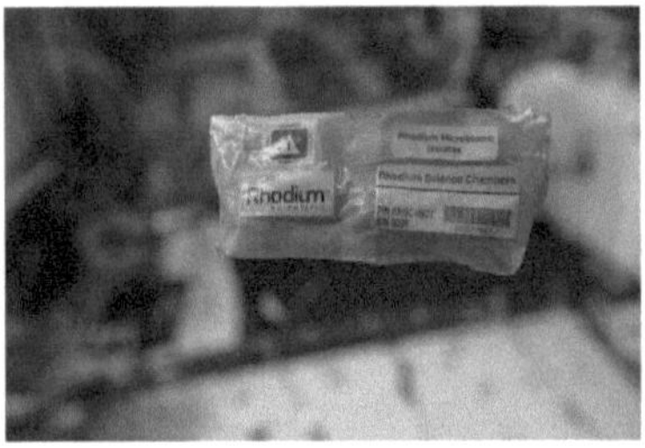

microbiota [i2]

O intestino, mais especificamente sua microbiota, influencia a digestão, a absorção de nutrientes e as reações inflamatórias locais [s7]. Uma mikrobiom otimizada pode melhorar a digestão e aliviar desconfortos gastrointestinais [s7]. Assim, a seleção cuidadosa de alimentos que promovem uma flora intestinal saudável pode impactar positivamente a função digestiva. Alimentos ricos em fibras, por exemplo, favorecem o crescimento de bactérias benéficas e a produção de ácidos graxos de cadeia curta (AGCC), que têm efeito anti-inflamatório [s8]. Uma dieta rica em fibras pode influenciar positivamente a composição microbiana e, assim, aumentar a produção de AGCC [s8]. Esses AGCC, por sua vez, podem reduzir inflamações e, portanto, ter um impacto positivo em doenças reumáticas [s8]. Ao mesmo tempo, é aconselhável evitar alimentos que favoreçam um desequilíbrio da flora intestinal (disbiose) [s7]. Uma disbiose, ou seja, uma flora intestinal alterada, pode intensificar

inflamações e tornar a mucosa intestinal mais permeável ("Intestino Permeável") [s7]. Essa permeabilidade aumentada pode facilitar a absorção de substâncias indesejadas e promover processos inflamatórios no corpo [s7]. A saúde intestinal, portanto, não apenas contribui para a saúde geral, mas também influencia o curso de doenças reumáticas [s8] [s9]. Uma mudança alimentar direcionada pode otimizar a flora intestinal e, assim, aliviar os sintomas de doenças reumáticas [s9].

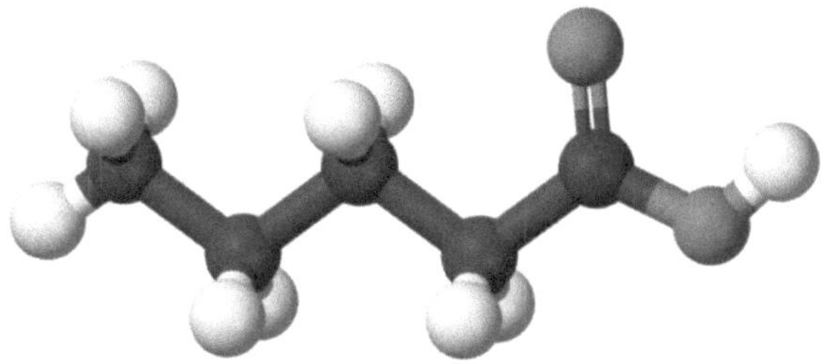

Ácidos graxos de cadeia curta [i1]

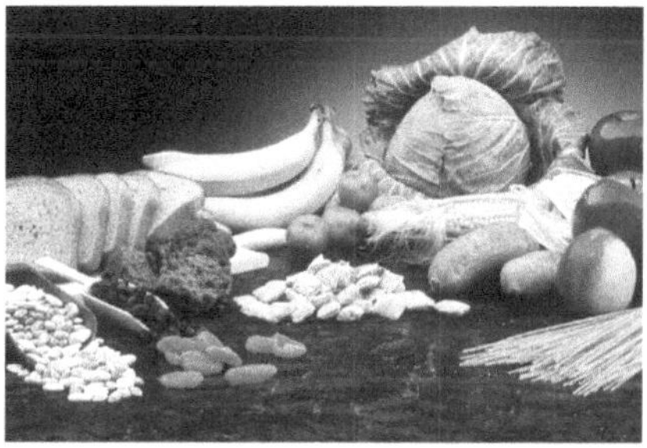

Fibra alimentar [i3]

Bom saber

Intestino Permeável

Descreve uma permeabilidade aumentada da mucosa intestinal. Isso permite que substâncias indesejadas entrem na corrente sanguínea e desencadeiem inflamações, o que é problemático em doenças reumáticas, pois pode agravar os sintomas.

Microbioma

Refere-se ao conjunto de genes de todos os microrganismos no intestino. O microbioma influencia a absorção de nutrientes e o sistema imunológico, desempenhando um papel importante em doenças reumáticas, pois pode modular a resposta imunológica e influenciar inflamações.

Composição da Microbiota Intestinal

Distribuição típica da microbiota intestinal.

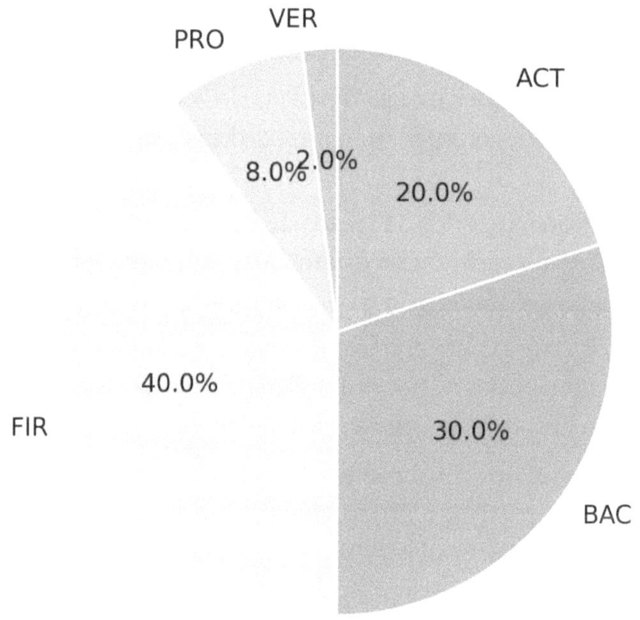

ACT: Actinobactérias
BAC: Bacteroidetes
FIR: Firmicutes
PRO: Proteobactérias
VER: Verrucomicrobia

Uma microbiota intestinal equilibrada é crucial para a saúde geral, especialmente em condições como doenças reumáticas. Embora existam variações, este gráfico reflete uma distribuição geral. Uma maior proporção de bactérias benéficas como *Bacteroidetes* e *Firmicutes*, combinada com níveis equilibrados de *Actinobacteria*, contribui para um ambiente intestinal saudável. Desequilíbrios, como um crescimento excessivo de *Proteobacteria*, podem estar associados à inflamação e podem exacerbar os sintomas reumáticos. Promover uma microbiota diversificada e equilibrada por meio de dieta e intervenções no estilo de vida pode influenciar positivamente a função imunológica e potencialmente aliviar a atividade da doença.

Conselhos concretos

- Integre diariamente uma porção de alimentos fermentados, como chucrute ou kimchi, em sua dieta para apoiar sua flora intestinal.
- Experimente especiarias anti-inflamatórias, como cúrcuma, gengibre e canela, em seus pratos para aproveitar seus efeitos positivos.
- Prepare suas refeições o mais frescas possível e reduza o consumo de alimentos processados para minimizar aditivos que promovem a inflamação.
- Preste atenção à ingestão adequada de líquidos, idealmente com água, chás sem açúcar ou sucos diluídos, para promover o metabolismo e a eliminação de produtos metabólicos.
- Aperfeiçoe suas saladas e pratos de vegetais com óleos de alta qualidade, prensados a frio, como óleo de linhaça ou azeite, para aumentar a absorção de ácidos graxos ômega-3.
- Planeje suas refeições com antecedência para evitar decisões alimentares impulsivas e não saudáveis, e para seguir consistentemente seus objetivos nutricionais.
- Incorpore exercícios regulares em sua rotina diária para estimular o metabolismo e intensificar os efeitos anti-inflamatórios da dieta.
- Reflexione sobre seus hábitos alimentares e identifique possíveis gatilhos para suas queixas reumáticas, a fim de evitá-los de forma direcionada.
- Crie suas receitas individuais com vegetais e frutas da estação para trazer variedade à sua dieta e otimizar a ingestão de nutrientes.

1. 2 Agentes anti-inflamatórios

Inflamações crônicas desempenham um papel central nas doenças reumáticas e causam dor, rigidez e limitações funcionais. A alimentação oferece oportunidades para influenciar positivamente esses processos inflamatórios. Vários nutrientes, incluindo fitoquímicos, ácidos graxos essenciais, bem como vitaminas e minerais, possuem propriedades anti-inflamatórias e podem modular a atividade da doença. Descubra a seguir como uma seleção cuidadosa de alimentos pode apoiar sua saúde.

Para um efeito anti-inflamatório ideal, é crucial um equilíbrio entre ácidos graxos ômega-6 e ômega-3, uma vez que um excesso de ômega-6 pode promover inflamações.

Compostos vegetais secundários

Compostos vegetais secundários, presentes em frutas, vegetais e especiarias, oferecem diversas possibilidades de influenciar inflamações no corpo [s10] [s11]. Eles atuam de diferentes maneiras nos processos inflamatórios. Assim, flavonoides, que são abundantes em frutas e vegetais, inibem a produção de mediadores inflamatórios e, ao mesmo tempo, fortalecem as defesas antioxidantes do corpo [s10]. Carotenoides, também encontrados em muitos alimentos vegetais, reduzem fatores inflamatórios por suas propriedades antioxidantes [s10]. Além disso, as fibras, que são convertidas pela flora intestinal em ácidos graxos de cadeia curta, contribuem para a redução da inflamação [s10]. Portanto, quem complementa sua dieta com uma maior quantidade de vegetais e frutas coloridas pode se beneficiar das propriedades anti-inflamatórias dos compostos vegetais secundários. Especiarias oferecem uma outra fonte de substâncias bioativas. Canela, alho, gengibre, cúrcuma e açafrão são apenas alguns exemplos de especiarias com propriedades anti-inflamatórias [s11]. Curcumina, o principal composto ativo da cúrcuma, influencia o metabolismo do ácido araquidônico e inibe a expressão de citosinas pró-inflamatórias [s11]. De maneira semelhante, o gengibre atua reduzindo a produção de mediadores inflamatórios [s12]. A picância do gengibre, causada por gingeróis, shogaóis e outros compostos bioativos, não é apenas uma experiência de sabor, mas também um indicador de suas propriedades anti-inflamatórias [s12]. No entanto, a eficácia desses compostos vegetais pode ser influenciada pelo armazenamento e preparo [s11].

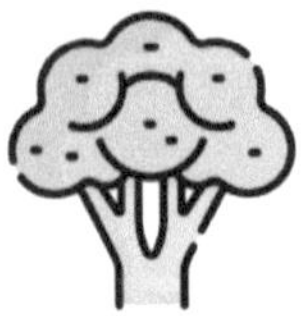

Polifenóis, um grande grupo de compostos vegetais secundários, também possuem propriedades anti-inflamatórias e imunomoduladoras, especialmente os flavonoides [s13]. Eles interferem em diferentes vias de sinalização dentro das células que estão envolvidas nas reações inflamatórias, incluindo a via de sinalização NF-κB e a via MAPK [s13]. Além disso, os polifenóis influenciam mecanismos epigenéticos, que, por sua vez, regulam a resposta imunológica e as reações inflamatórias [s13]. A diversidade dos compostos vegetais secundários e seus mecanismos de ação sublinha o potencial de uma dieta rica em plantas para apoiar o tratamento de doenças inflamatórias.

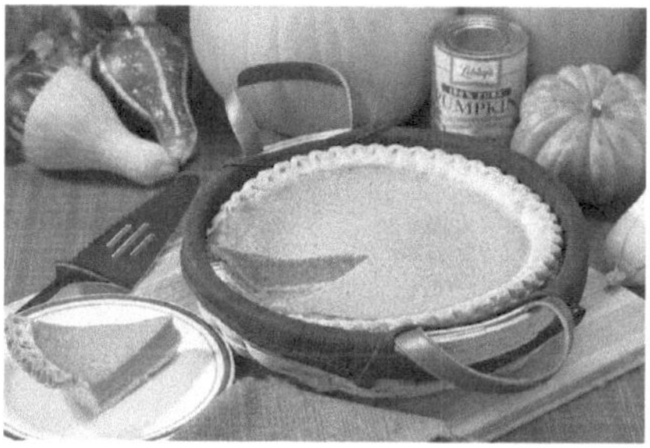

Carotenoides [i4]

Bom saber

Ácidos graxos de cadeia curta

Ácidos graxos de cadeia curta, como butirato, acetato e propionato, servem como fonte de energia para as células do epitélio intestinal e promovem sua saúde. Um intestino saudável é importante para a regulação imunológica e pode ajudar a reduzir inflamações crônicas no corpo. Eles também podem promover a produção de citocinas anti-inflamatórias.

Carotenoides

Carotenoides, especialmente beta-caroteno, podem ser convertidos em vitamina A no corpo. A vitamina A desempenha um papel importante na função do sistema imunológico e pode ajudar a reduzir a suscetibilidade a infecções que podem desencadear inflamações. Além disso, os carotenoides possuem propriedades antioxidantes que podem ajudar a reduzir danos celulares causados por radicais livres, que também podem contribuir para inflamações.

Mecanismos epigenéticos

Mecanismos epigenéticos influenciam a expressão gênica sem alterar a sequência de DNA. Polifenóis podem provocar alterações epigenéticas que afetam a atividade de genes envolvidos em reações inflamatórias. Isso pode ter efeitos a longo prazo na regulação da inflamação.

Via de sinalização NF-κB

A via de sinalização NF-κB é uma importante via de transdução de sinal envolvida na regulação de reações inflamatórias. Polifenóis podem modular essa via e, assim, influenciar a expressão de genes pró-inflamatórios.

Fitoquímicos Anti-inflamatórios

Comparação do conteúdo de fitoquímicos anti-inflamatórios em plantas selecionadas.

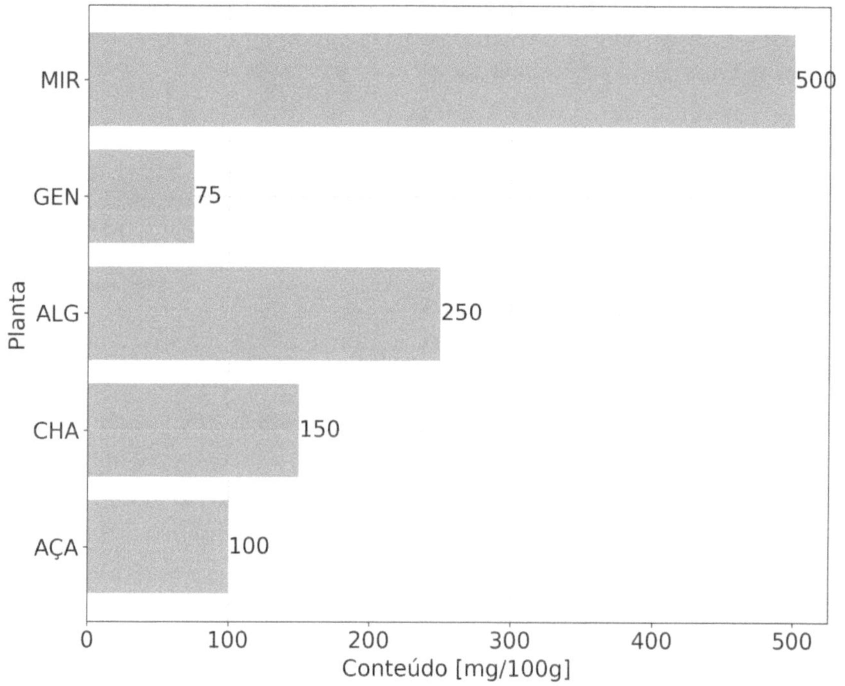

AÇA: Açaí

ALG: Alho

CHA: Chá Verde

GEN: Gengibre

MIR: Mirtilo

O gráfico destaca a variação no potencial anti-inflamatório em diferentes fontes vegetais. Valores mais altos sugerem uma maior concentração desses compostos benéficos, potencialmente oferecendo efeitos anti-inflamatórios mais significativos. Escolher plantas com valores mais altos pode contribuir para uma dieta voltada para o controle da inflamação.

Ácidos graxos essenciais

Sementes de chia [i5]

Ácidos graxos insaturados, especialmente Omega-3 e Omega-6, influenciam significativamente os processos inflamatórios no corpo. Eles não atuam de maneira uniforme, mas apresentam diferentes efeitos. Ácidos graxos Omega-3, abundantes em peixes gordurosos como salmão, cavala e arenque, têm um efeito anti-inflamatório. Eles reduzem a atividade de mediadores inflamatórios e enzimas envolvidas em danos articulares [s14] [s15]. Ácidos graxos Omega-6, presentes em muitos óleos vegetais, podem ter efeitos tanto pró-inflamatórios quanto anti-inflamatórios [s16]. A relação entre esses ácidos graxos é crucial: um excesso de Omega-6 em comparação ao Omega-3, como frequentemente ocorre na dieta ocidental, pode favorecer inflamações [s17]. Portanto, é desejável uma ingestão equilibrada de ambos os ácidos graxos. Por exemplo, a integração intencional de óleo de linhaça ou sementes de chia na dieta, que são ricas em Omega-3, pode alterar a relação em favor dos processos anti-inflamatórios. Os ácidos graxos Omega-3 também podem promover a conversão de COX em Prostaglandina E3, que inibe prostaglandinas inflamatórias [s15]. Estudos mostram que os ácidos graxos Omega-3 podem reduzir dores e sensibilidade nas articulações e até ter um efeito protetor na ocorrência de artrite reumatoide [s18] [s16]. Uma ingestão adequada desses ácidos graxos pode, portanto, influenciar positivamente a atividade inflamatória em doenças reumáticas.

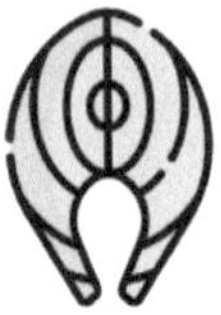

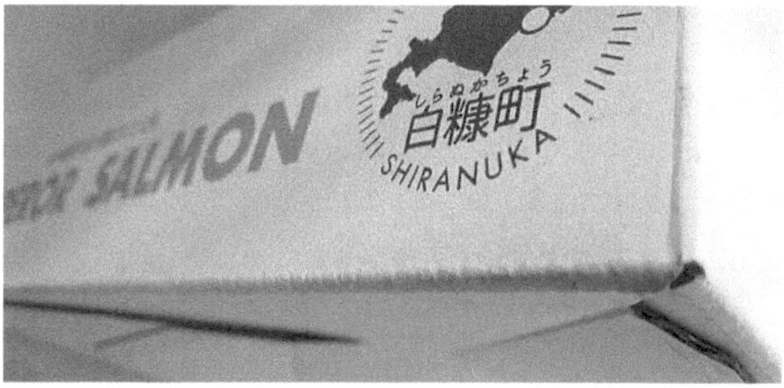

Salmão [i6]

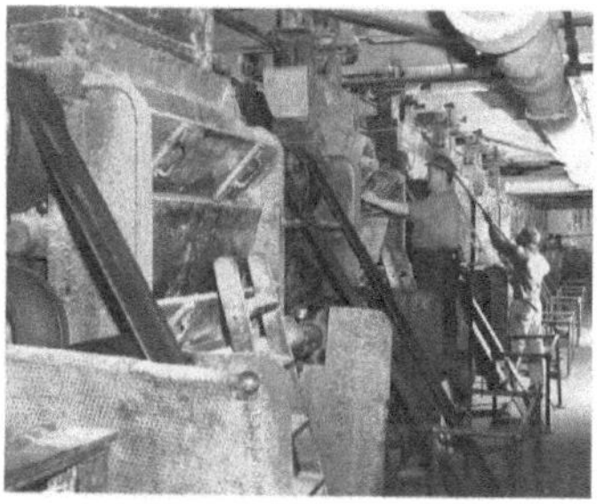

Óleo de linhaça [i7]

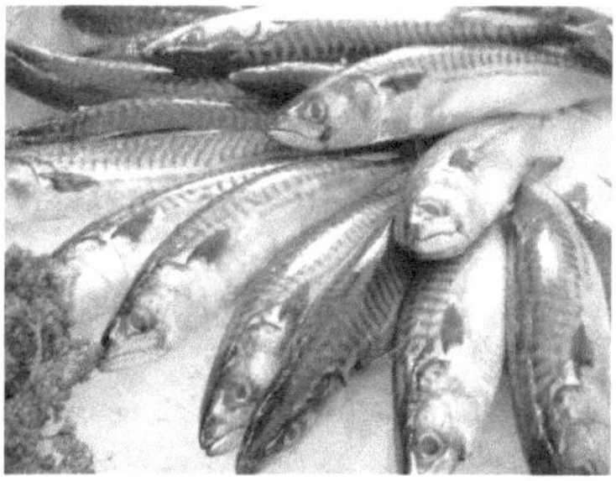

Cavala [i8]

Proporção de Ômega-6 para Ômega-3 em Alimentos Comuns

Impacto na Inflamação

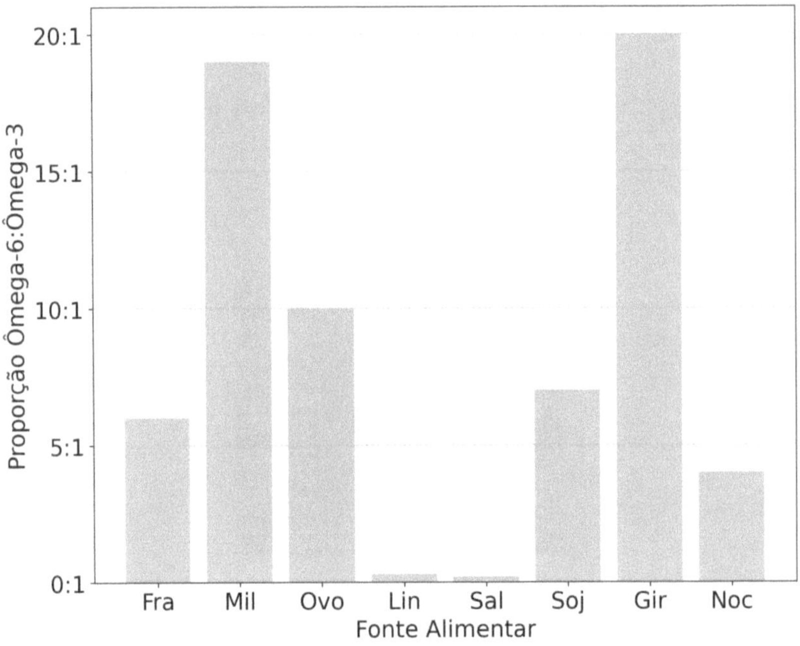

Fra: Frango
Lin: Óleo de Linhaça
Noc: Nozes
Sal: Salmão
Gir: Óleo de Girassol
Mil: Óleo de Milho
Ovo: Ovos
Soj: Óleo de Soja

Este gráfico destaca a variação significativa nas taxas de ômega-6 para ômega-3 em diferentes grupos alimentares. Uma proporção menor é geralmente considerada mais desejável para controlar a inflamação, pois a ingestão excessiva de ômega-6 pode ser pró-inflamatória. Observe como alimentos como salmão e linhaça oferecem um equilíbrio benéfico, enquanto outros como óleo de milho e óleo de girassol exibem uma proporção muito maior, potencialmente contribuindo para a inflamação se consumidos em grandes quantidades. Escolher alimentos com proporções menores é importante para apoiar estratégias dietéticas anti-inflamatórias.

Vitaminas e Minerais

Micronutrientes, incluindo vitaminas e minerais, são essenciais para diversas funções corporais, incluindo a resposta imunológica. A deficiência pode enfraquecer a defesa imunológica e favorecer inflamações, o que pode ser problemático em doenças reumáticas [s19]. As vitaminas relevantes para o sistema imunológico incluem a vitamina A, o complexo de vitamina B (B1, B2, B3, B5, B6, B7, B9 e B12), vitamina C, D e E. Minerais importantes incluem zinco, ferro, selênio e magnésio [s19]. O selênio, por exemplo, influencia a atividade de células assassinas naturais e linfócitos T, podendo assim modular a resposta imunológica [s19]. Além de seu papel no sistema imunológico, alguns micronutrientes podem atuar diretamente em processos inflamatórios. A vitamina D, por exemplo, possui propriedades imunomoduladoras e pode influenciar o curso da artrite reumatoide, embora os mecanismos exatos ainda necessitem de mais pesquisa [s20]. Antioxidantes como vitamina C, E, zinco e selênio podem combater o estresse oxidativo em afetados, embora estudos mostrem resultados inconsistentes [s20]. Além das vitaminas e minerais mencionados, existem outros micronutrientes que podem desempenhar um papel nas doenças articulares. O glucosamina e o condroitinsulfato, componentes importantes da cartilagem e do

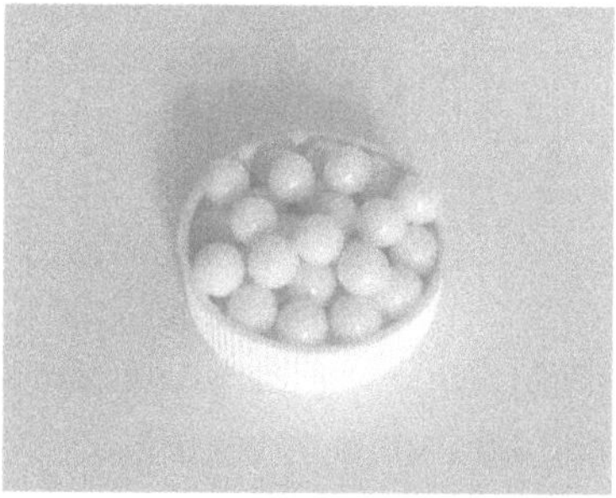

Vitamina A [i9]

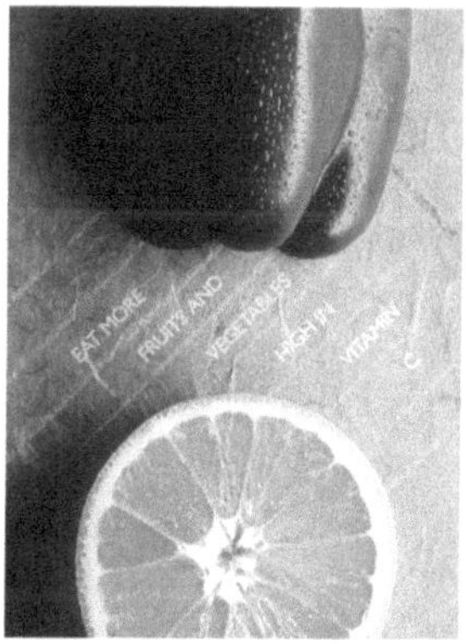

Vitamina C [i10]

líquido articular, promovem a formação de ácido hialurônico e proteoglicanos, que são importantes para a estrutura e função da cartilagem [s21]. A ingestão direcionada desses nutrientes pode aliviar os sintomas da artrose e retardar a progressão da doença [s21]. O curcumina, o princípio ativo da cúrcuma, mostra efeitos positivos sobre a dor e a função articular na artrose do joelho [s22]. Em contraste, não foi observada uma melhoria significativa nos sintomas da artrose com a vitamina E [s22]. Misturas de ervas também podem reduzir a rigidez articular, mas não têm impacto significativo na dor ou na função articular geral [s22]. Uma mediterrane_ernaehrungsweise, rica em ácidos graxos insaturados e antioxidantes, pode reduzir inflamações e melhorar a qualidade de vida de pessoas com artrite reumatoide [s23]. Probióticos também podem reduzir a atividade inflamatória na artrite reumatoide ao normalizar a flora intestinal e aumentar o bem-estar geral [s23]. Aqueles que complementam sua dieta com alimentos como peixes gordurosos (ricos em omegafettsaeuren), frutas, vegetais e nozes (ricas em antioxidantes) apoiam a ingestão de nutrientes e podem se beneficiar dos efeitos positivos sobre os processos inflamatórios.

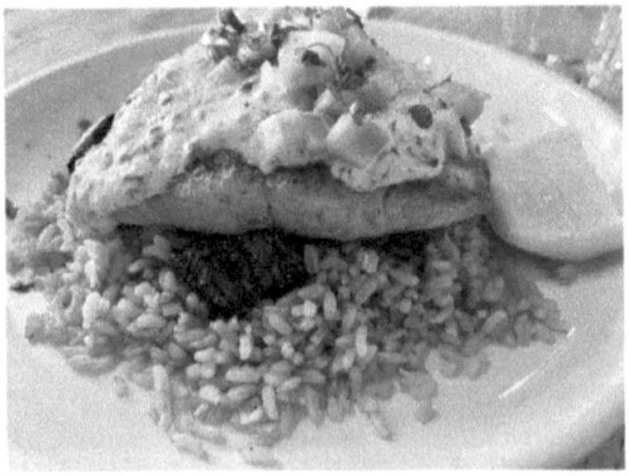

Zinco [il1]

Bom saber

Complexo de Vitamina B

O complexo de vitamina B inclui várias vitaminas que são importantes para o metabolismo energético e a função do sistema nervoso. Algumas vitaminas B também desempenham um papel na regulação da resposta imunológica e podem influenciar inflamações. Em doenças reumáticas, uma ingestão adequada de vitaminas B pode aliviar os sintomas.

Condroitinsulfato

O condroitinsulfato é um componente importante da cartilagem e contribui para a elasticidade e resistência. Ele pode melhorar a função articular e reduzir a dor, especialmente em combinação com glucosamina.

Estresse Oxidativo

O estresse oxidativo ocorre devido a um desequilíbrio entre radicais livres e antioxidantes no corpo. Radicais livres são moléculas agressivas que podem danificar células e promover inflamações. Em doenças reumáticas, o estresse oxidativo pode agravar os sintomas.

Imunomoduladores

Substâncias imunomoduladoras influenciam a atividade do sistema imunológico. Elas podem aumentar ou diminuir a resposta imunológica e, assim, regular inflamações. Alguns nutrientes, como a vitamina D, possuem propriedades imunomoduladoras e podem ser utilizados em doenças reumáticas.

Nutrientes Anti-inflamatórios

Foco em nutrientes para dietas anti-inflamatórias

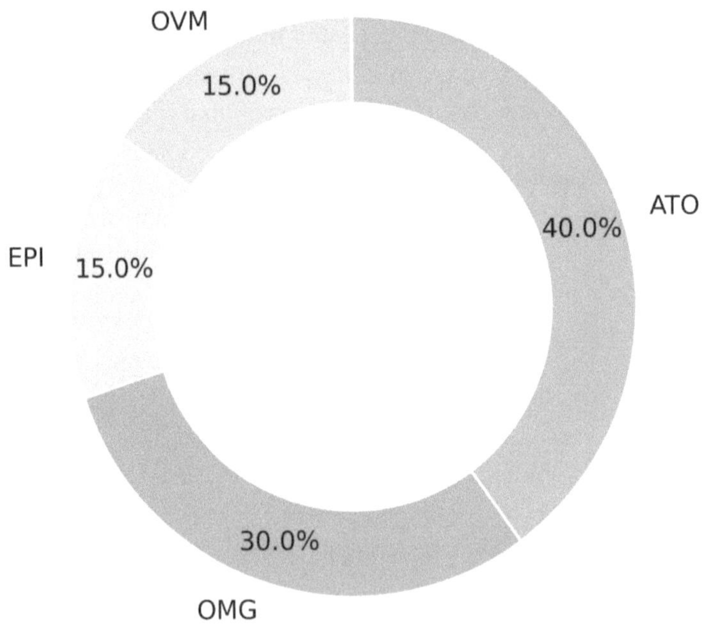

ATO: Antioxidantes (Vit. A, C, E)

EPI: Especiarias Anti-inflamatórias

OMG: Ácidos Graxos Ômega-3

OVM: Outras Vitaminas e Minerais

Este gráfico destaca as áreas de foco recomendadas em uma dieta anti-inflamatória. Uma parte significativa enfatiza alimentos integrais ricos em antioxidantes (vitaminas A, C, E), ácidos graxos ômega-3 e especiarias com propriedades anti-inflamatórias (como açafrão e gengibre). As porções menores representam os papéis de apoio de outras vitaminas e minerais que contribuem para a saúde geral e a função imunológica. Isso ressalta a importância de uma abordagem equilibrada, em vez de focar em um único nutriente.

Conselhos concretos

- Beba diariamente uma xícara de leite dourado com cúrcuma, pimenta e um pouco de gordura (por exemplo, leite de amêndoa) para melhorar a absorção de curcumina.
- Combine alimentos anti-inflamatórios, como salmão com brócolis e um molho de especiarias.
- Aposte no poder das frutas vermelhas: integre diariamente mirtilos, framboesas ou morangos em sua dieta – como lanche, no muesli ou como sobremesa.
- Descubra a variedade de tipos de repolho: prepare regularmente pratos com couve, repolho roxo, couve-flor ou brócolis.
- Substitua o vinagre comum por vinagre de maçã para aproveitar suas propriedades benéficas.
- Germine leguminosas ou grãos em casa para aumentar sua densidade nutricional e biodisponibilidade.
- Aproveite as propriedades anti-inflamatórias dos cogumelos e integre diferentes variedades, como shiitake ou champignon, em suas refeições.
- Use sempre suco de limão ou lima fresco ao cozinhar para aumentar a ingestão de vitamina C e melhorar a absorção de ferro de alimentos vegetais.
- Enriqueça sua dieta com nozes e sementes, que são ricas em ácidos graxos ômega-3, vitamina E e outros micronutrientes importantes.
- Beba chá verde para se beneficiar de suas propriedades antioxidantes e anti-inflamatórias.
- Prepare seus próprios antipastos, marinando vegetais como pimentão, abobrinha ou berinjela em azeite de oliva e temperando com ervas e especiarias.

1. 3 Processos inflamatórios relacionados à dieta

Processos inflamatórios relacionados à alimentação desempenham um papel decisivo nas doenças reumáticas. Inflamações silenciosas danificam tecidos e órgãos de forma imperceptível, favorecidas por uma alimentação inadequada e intolerâncias alimentares. O estresse oxidativo, causado por um excesso de radicais livres, intensifica ainda mais esses processos. A alimentação correta pode influenciar esses fatores e, assim, oferece um ponto de partida para alívio. Descubra neste capítulo como uma alimentação direcionada pode reduzir processos inflamatórios e impactar positivamente sua saúde.

Processos inflamatórios relacionados à alimentação são influenciados por uma complexa interação de diversos fatores, incluindo a dieta, a saúde intestinal, intolerâncias alimentares e estresse oxidativo. Portanto, uma abordagem holística e uma mudança de estilo de vida adequada, que inclua alimentação, exercício e gerenciamento do estresse, são fundamentais para a prevenção e alívio.

Inflamações silenciosas no corpo

Inflamações silenciosas ocorrem no corpo muitas vezes sem serem percebidas, sem os sinais típicos de uma inflamação aguda, como vermelhidão, inchaço ou dor. No entanto, elas prejudicam a longo prazo tecidos e órgãos e favorecem doenças crônicas como problemas cardiovasculares, diabetes tipo 2 ou artrite reumatoide [s24] [s25]. Um aumento nos níveis de CRP no sangue pode indicar esses processos inflamatórios silenciosos [s25]. Por exemplo, um valor persistentemente elevado de CRP altamente sensível (hs-CRP) pode indicar um risco aumentado de doenças cardiovasculares. As causas dessas inflamações são diversas: uma dieta rica em alimentos processados, ácidos graxos saturados, gorduras trans e açúcar refinado fornece ao corpo os componentes para substâncias mensageiras que promovem a inflamação [s24] [s26]. Ao mesmo tempo, faltam nutrientes anti-inflamatórios, como fibras, ácidos graxos insaturados e polifenóis de frutas, vegetais, nozes e óleos vegetais [s24] [s26]. Outro fator é a composição da flora intestinal (microbiota) [s26] [s27]. Uma flora intestinal desequilibrada (disbiose) pode aumentar a atividade inflamatória no corpo. A dieta ocidental, pobre em fibras e rica em alimentos processados, favorece tal disbiose [s26] [s27]. Em contraste, a dieta mediterrânea, rica em frutas, vegetais e azeite de oliva, apoia uma flora intestinal saudável e, assim, atua de forma anti-inflamatória [s26]. O excesso de peso, especialmente gordura visceral abdominal, também favorece inflamações silenciosas, pois as células de gordura liberam substâncias mensageiras inflamatórias (citoquinas) [s28] [s29] [s25]. Essas citoquinas, como TNF-α e IL-6, ativam vias de sinalização que podem levar à resistência à insulina e, em última instância, ao diabetes tipo 2 [s29]. O estresse crônico também intensifica esses processos [s30]. Para combater inflamações silenciosas, é aconselhável uma mudança na dieta para alimentos integrais, ricos em fibras, com ácidos graxos insaturados e polifenóis. Integre regularmente alimentos probióticos, como iogurte ou vegetais fermentados, em seu plano alimentar para apoiar sua saúde intestinal [s26]. Além disso, a atividade física regular e a redução de peso podem ajudar a diminuir os níveis de inflamação no corpo [s28] [s31] [s25].

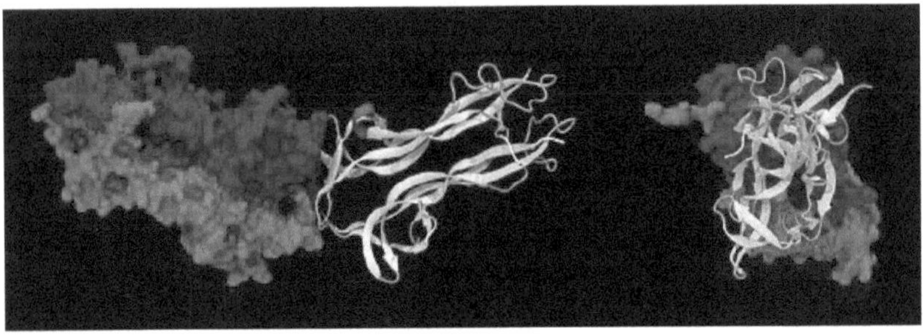

citocina [i12]

Bom saber

Alimentos probióticos

Alimentos probióticos contêm microrganismos vivos que podem influenciar positivamente a flora intestinal e promover a saúde. Exemplos incluem iogurte, kefir, chucrute e kimchi.

Gordura visceral abdominal

A gordura visceral abdominal é o tecido adiposo que se acumula na cavidade abdominal ao redor dos órgãos internos. É particularmente metabolicamente ativa e libera substâncias mensageiras inflamatórias que aumentam o risco de doenças crônicas.

Gorduras trans

As gorduras trans são ácidos graxos insaturados que se formam durante o processamento industrial, por exemplo, na solidificação de óleos vegetais. Elas afetam negativamente os níveis de colesterol e promovem inflamações no corpo, aumentando o risco de doenças cardiovasculares.

hs-CRP

A proteína C-reativa altamente sensível é uma medição especial do CRP que pode detectar concentrações baixas no sangue. Ela permite uma avaliação mais precisa do risco de doenças cardiovasculares, especialmente em pessoas com risco baixo a moderado.

Efeito da Dieta Anti-inflamatória nos Marcadores de Inflamação

Ilustra o impacto teórico de uma dieta anti-inflamatória nos marcadores inflamatórios ao longo do tempo.

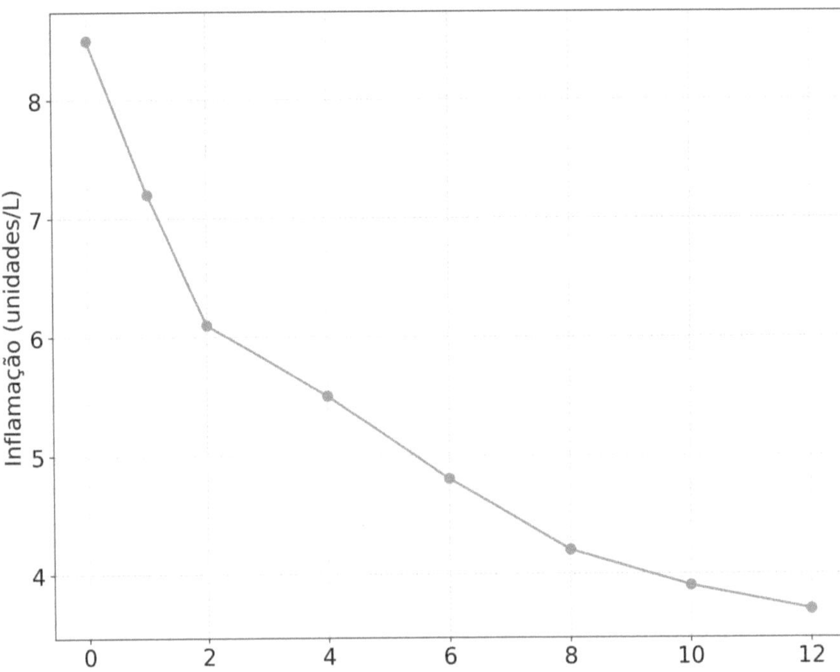

O gráfico mostra uma diminuição geral nos níveis de marcadores inflamatórios após a introdução de uma dieta anti-inflamatória. A queda inicial é mais pronunciada, seguida por um declínio gradual em direção a uma linha de base mais baixa, sugerindo benefícios a longo prazo das mudanças na dieta.

Intolerâncias alimentares

Intolerâncias alimentares representam um fator relevante em doenças reumáticas, pois podem intensificar os processos inflamatórios existentes e, assim, agravar os sintomas [s32]. Ao contrário de uma alergia, que provoca uma reação imediata do sistema imunológico a um determinado alimento, as intolerâncias baseiam-se em uma digestão prejudicada ou em uma reação anômala do corpo, sem que o sistema imunológico esteja envolvido de maneira clássica. Os sintomas de uma intolerância são variados e vão desde desconfortos gastrointestinais, como inchaço, diarreia ou constipação, até dores de cabeça, erupções cutâneas ou dores nas articulações. Como esses sintomas são inespecíficos e também ocorrem em outras doenças, a identificação dos alimentos desencadeadores é frequentemente difícil. Uma maneira de descobrir intolerâncias alimentares é a dieta de eliminação [s32]. Nela, alimentos potencialmente intolerantes são retirados do cardápio por um determinado período e, em seguida, reintroduzidos gradualmente para observar a reação do corpo. Assim, pode-se determinar quais alimentos provocam os desconfortos. Além das intolerâncias conhecidas à lactose, frutose ou glúten, as consequências dos alimentos industrialmente processados e seus aditivos na saúde intestinal estão se tornando cada vez mais relevantes [s33]. Essas substâncias podem aumentar a permeabilidade da mucosa intestinal e levar à chamada “síndrome do intestino permeável” [s33]. Como resultado, componentes alimentares que normalmente permanecem no intestino podem entrar na corrente sanguínea e desencadear reações inflamatórias que, por sua vez, agravam os sintomas reumáticos. A maior permeabilidade da barreira intestinal também favorece a entrada de patógenos e pode provocar reações autoimunes por meio da mimética molecular, ou seja, a semelhança entre componentes alimentares e estruturas do corpo [s33]. Portanto, uma mudança na dieta, que prioriza alimentos frescos e não processados e evita ao máximo aditivos

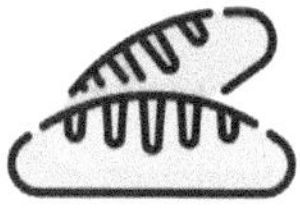

industriais, pode ajudar a melhorar a saúde intestinal e reduzir a atividade inflamatória no corpo [s33]. Por exemplo, substituir produtos industrializados por refeições preparadas em casa com ingredientes integrais pode já ter um efeito positivo na saúde intestinal e no bem-estar geral.

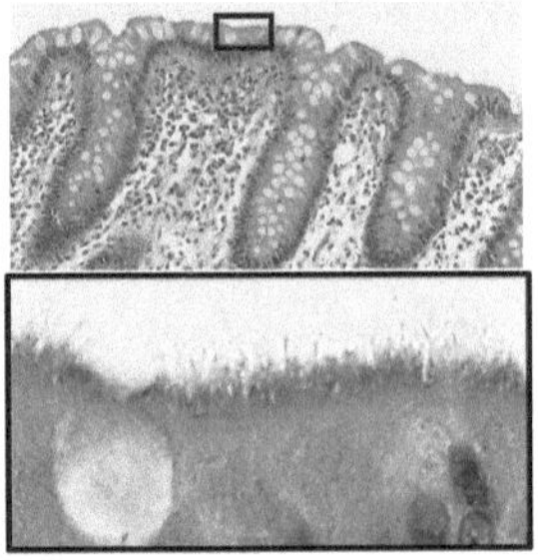

mucosa intestinal [i13]

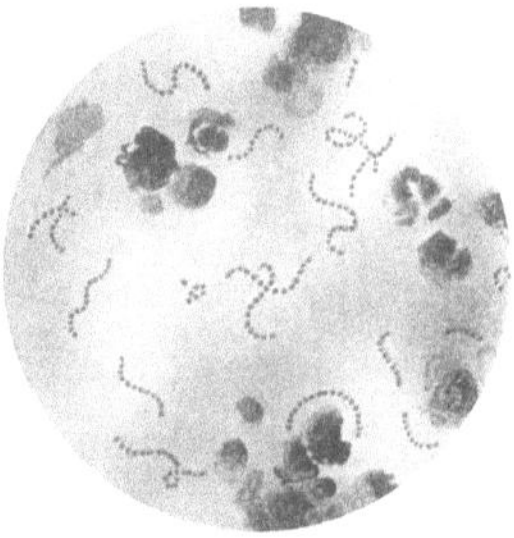

Mimetismo molecular [i14]

Intolerâncias Alimentares Comuns em Doenças Reumáticas

Prevalência de intolerâncias alimentares que potencialmente exacerbam a inflamação em doenças reumáticas.

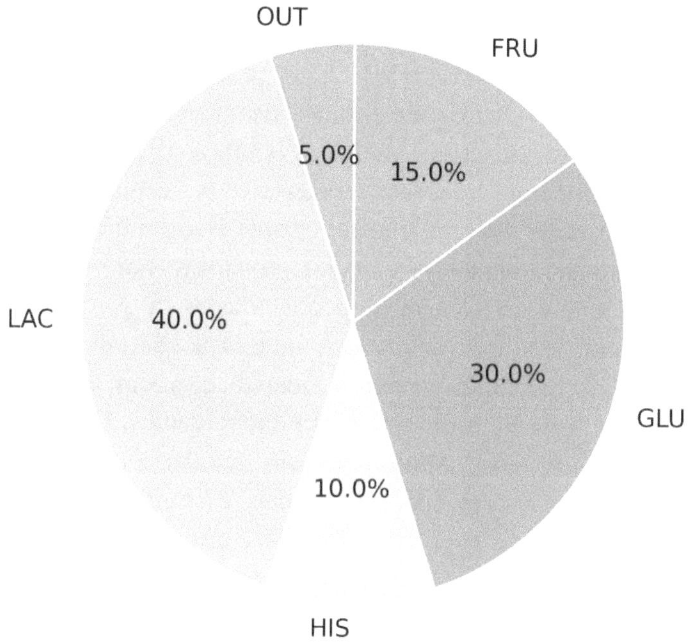

FRU: Intolerância à Frutose
GLU: Sensibilidade ao Glúten
HIS: Intolerância à Histamina
LAC: Intolerância à Lactose
OUT: Outras Intolerâncias

A intolerância à lactose parece ser a mais prevalente, seguida pela sensibilidade ao glúten. A intolerância à frutose, embora menos comum do que as outras duas, ainda é um fator significativo a ser considerado. A intolerância à histamina e outras intolerâncias menos comuns representam coletivamente uma porção menor, mas ainda relevante, dos problemas relacionados à alimentação relatados neste contexto. Essas descobertas destacam a importância de considerar as intolerâncias alimentares no manejo de condições reumáticas inflamatórias. Ajustes dietéticos com base nessas intolerâncias podem potencialmente contribuir para o controle dos sintomas.

oxidativer_stress

O estresse oxidativo surge de um desequilíbrio entre a produção de radicais livres e a capacidade do corpo de neutralizá-los. Radicais Livres são moléculas altamente reativas que se formam durante processos metabólicos e podem danificar as células [s34]. Este processo está associado ao desenvolvimento de inflamações e danos teciduais, desempenhando um papel importante nas doenças reumáticas [s34]. Antioxidantes, presentes em muitos alimentos vegetais, protegem as células do estresse oxidativo. Uma dieta rica em frutas, vegetais e leguminosas fornece ao corpo uma variedade dessas substâncias protetoras. Por exemplo, frutas como mirtilos e amoras contêm altas quantidades de Antocianinas, que atuam como potentes antioxidantes. A integração de tais alimentos na dieta diária pode reduzir o estresse oxidativo e, assim, apoiar a saúde das células. Além de uma dieta rica em antioxidantes, fatores de estilo de vida, como exercício regular e sono adequado, também podem ajudar a minimizar o estresse oxidativo e fortalecer os mecanismos de defesa do corpo. O tabagismo, por outro lado, aumenta a formação de radicais livres e deve ser evitado. Um estilo de vida equilibrado, com uma alimentação saudável, atividade física regular e sono suficiente, pode, portanto, contribuir para a redução do estresse oxidativo e diminuir o risco de doenças reumáticas.

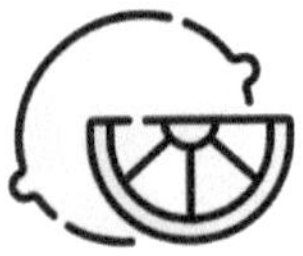

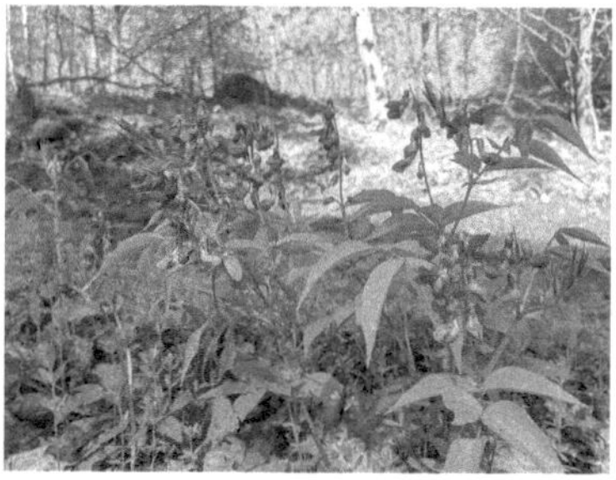

Antocianina [i15]

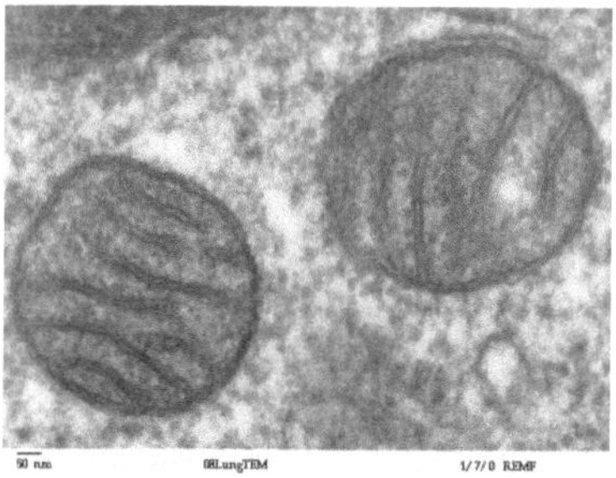

mitocôndria [i16]

Bom saber

Antioxidantes

Antioxidantes são substâncias que protegem as células de danos causados por radicais livres. Eles desempenham um papel importante no combate ao estresse oxidativo e podem ajudar a reduzir inflamações no corpo, o que pode ser especialmente benéfico para pessoas com doenças reumáticas.

Antocianinas

Antocianinas pertencem aos flavonoides e são potentes antioxidantes encontrados em muitas frutas e vegetais, especialmente em frutas vermelhas. Elas podem ajudar a reduzir inflamações e, assim, aliviar os sintomas de doenças reumáticas.

Radicais Livres

Radicais livres são moléculas instáveis que atacam células saudáveis e podem promover inflamações. Uma dieta rica em antioxidantes pode ajudar a minimizar os efeitos nocivos dos radicais livres e, assim, reduzir a atividade inflamatória em doenças reumáticas.

Impacto da Dieta no Estresse Oxidativo e Inflamação

Correlação entre fatores dietéticos, estresse oxidativo e inflamação em doenças reumáticas.

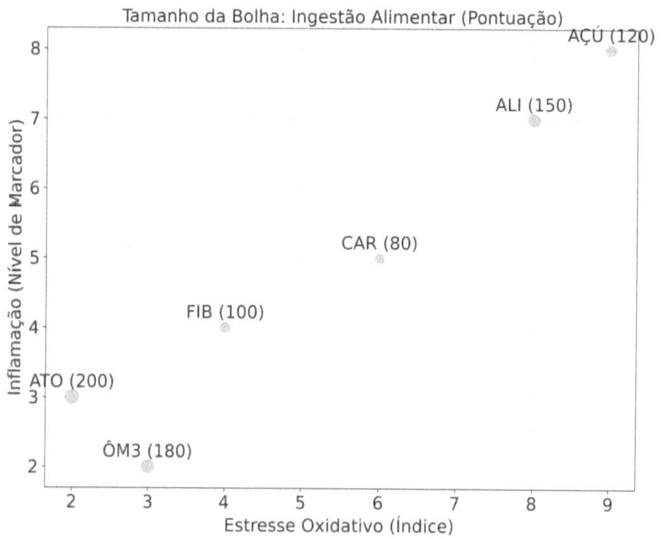

Blasengröße: Ingestão Alimentar (Pontuação)

AÇÚ: Açúcar

ATO: Antioxidantes

FIB: Fibra

ALI: Alimentos Processados

CAR: Carne Vermelha

ÔM3: Gorduras Ômega-3

Este gráfico sugere uma forte correlação entre certos fatores dietéticos e ambos os marcadores de estresse oxidativo e inflamatório. O alto consumo de alimentos processados e açúcar se correlaciona com o aumento da inflamação e do estresse oxidativo, potencialmente exacerbando os sintomas da doença reumática. Por outro lado, dietas ricas em antioxidantes e ácidos graxos ômega-3 parecem mitigar a inflamação e o estresse oxidativo, indicando seu potencial papel protetor. Focar nesses fatores dietéticos pode ser um elemento-chave no manejo das condições reumáticas.

Conselhos concretos

- Use para seus molhos de salada, além de óleo, suco de romã fresco – ele fornece valiosos polifenóis.
- Substitua gradualmente os produtos lácteos de vaca por leite de amêndoa, coco ou aveia, para reduzir a influência das gorduras animais.
- Beba pela manhã um copo de água morna com o suco de meio limão, para apoiar seu fígado.
- Prepare seu caldo de legumes em casa e use-o como base para sopas e molhos.
- Coma pelo menos uma vez por semana peixes gordurosos como salmão, cavala ou arenque.
- Varie suas fontes de proteína e experimente, além de peixes e leguminosas, tofu ou tempeh.
- Preste atenção em uma adequada ingestão de vitamina D, seja através da luz solar ou pela escolha específica de certos alimentos.
- Descubra a variedade de ervas e use-as generosamente em seus pratos.
- Incorpore regularmente sementes de linhaça em sua dieta, por exemplo, no muesli ou iogurte.
- Aprenda a perceber seus sinais de saciedade e pare de comer antes de se sentir desconfortavelmente cheio.
- Crie uma atmosfera relaxante durante as refeições, para influenciar positivamente a digestão.

Revisão - 1. Fundamentos da dieta antirreumática

Uma dieta antirreumática não é um conceito rígido, mas sim um caminho individual para influenciar positivamente sua saúde. Ela se baseia na compreensão de que a alimentação pode tanto promover quanto inibir processos inflamatórios no corpo. Doenças reumáticas frequentemente estão associadas a um metabolismo alterado, uma maior propensão à inflamação e uma flora intestinal desequilibrada. Por meio de uma seleção cuidadosa de seus alimentos, você pode contrariar esses processos e aliviar seus sintomas. O foco está em uma alimentação integral, preferencialmente natural, rica em nutrientes anti-inflamatórios e antioxidantes.

Isso significa, concretamente, enriquecer seu cardápio com abundância de frutas, vegetais e leguminosas. Preste atenção a uma variedade colorida, para se beneficiar da ampla gama de compostos vegetais secundários, como flavonoides e carotenoides. Além disso, integre regularmente alimentos ricos em ômega-3, como peixes gordurosos (salmão, cavala, arenque), óleo de linhaça ou sementes de chia. Especiarias como cúrcuma, gengibre e canela não apenas conferem sabor aos seus pratos, mas também possuem propriedades anti-inflamatórias. Produtos integrais ricos em fibras promovem uma flora intestinal saudável, que, por sua vez, reduz a atividade inflamatória no corpo. Por outro lado, evite alimentos que promovem a inflamação, como carnes vermelhas e processadas, carboidratos refinados, açúcar e gorduras trans. Além disso, atente para uma adequada ingestão de vitaminas e minerais, essenciais para um sistema imunológico forte.

Implementar uma dieta antirreumática pode trazer desafios no dia a dia. Especialmente no início, pode parecer difícil mudar velhos hábitos e integrar novos alimentos ao seu cardápio. Portanto, comece gradualmente e estabeleça metas realistas. Por exemplo, troque inicialmente bebidas açucaradas por água ou chá sem açúcar e aumente lentamente a proporção de vegetais em suas refeições. Experimente novas receitas e descubra a diversidade da culinária anti-inflamatória. Se você sofre de intolerâncias alimentares, uma dieta de eliminação sob supervisão médica ou de um nutricionista pode ajudar a identificar os alimentos desencadeantes. Não hesite em buscar apoio profissional para ajustar sua alimentação de acordo com suas necessidades individuais.

Uma dieta antirreumática é mais do que uma dieta – é um investimento em sua saúde e bem-estar. Ela pode ajudá-lo a reduzir inflamações, aliviar dores e melhorar sua qualidade de vida. Embora a mudança exija tempo e paciência, você sentirá os efeitos positivos a longo prazo. Mantenha-se motivado e lembre-se: cada passo em direção a uma alimentação mais saudável é um passo em direção a mais bem-estar.

2. Conceitos nutricionais específicos para a doença

Podemos influenciar positivamente o curso das doenças reumáticas por meio de uma alimentação direcionada? A pesquisa dos últimos anos mostra conexões claras entre alimentos e processos inflamatórios no corpo. Enquanto certos alimentos podem agravar os sintomas, outros demonstram efeitos anti-inflamatórios e analgésicos. Este capítulo explora conceitos de nutrição baseados em evidências para diferentes quadros clínicos reumáticos e suas exigências específicas. As estratégias apresentadas permitem que os afetados apoiem ativamente sua terapia por meio de ajustes alimentares direcionados.

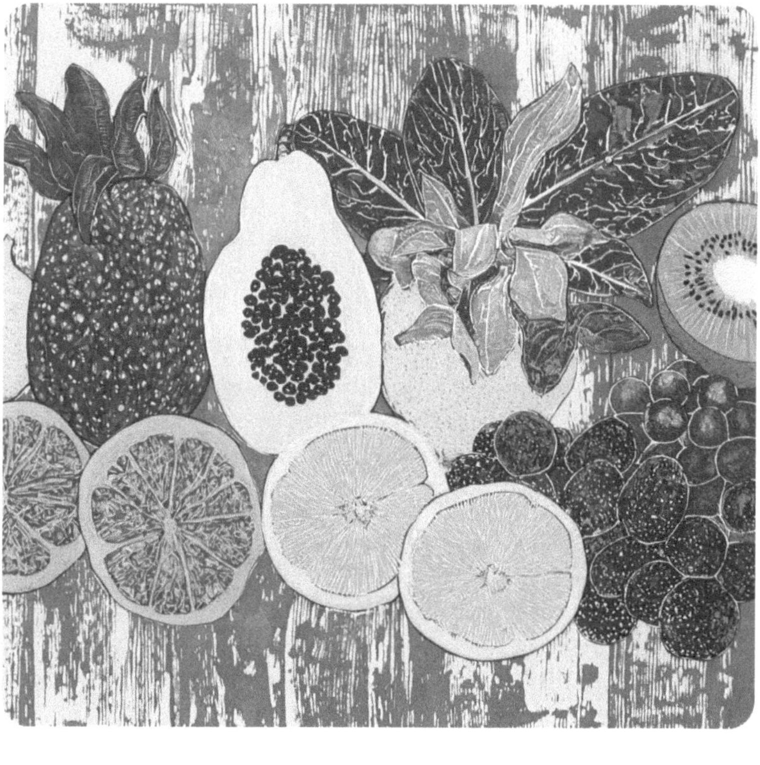

2. 1 Dieta para artrite reumatoide

A artrite reumatoide é uma doença inflamatória na qual a alimentação desempenha um papel importante no manejo da doença. A escolha dos alimentos pode tanto promover quanto inibir inflamações, influenciando assim o curso da doença. Além da composição do plano alimentar, o ritmo das refeições também é relevante. Tanto o uso direcionado de alimentos anti-inflamatórios quanto a redução de alimentos críticos podem impactar a atividade da doença. A estratégia nutricional ideal para a artrite reumatoide varia de pessoa para pessoa e requer uma análise cuidadosa dos próprios hábitos alimentares. Continue lendo para entender em detalhes as relações entre alimentação e artrite reumatoide e obter recomendações práticas para o seu plano alimentar individual.

Na artrite reumatoide, uma dieta anti-inflamatória rica em ácidos graxos ômega-3, fibras, frutas, vegetais, nozes e especiarias como cúrcuma e gengibre, combinada com um ritmo constante de refeições e uma redução de carne processada, açúcar, sal e, se necessário, glúten, é recomendada.

Alimentos anti-inflamatórios

Na artrite reumatoide, a alimentação desempenha um papel no manejo das inflamações. Ácidos graxos insaturados, provenientes de fontes vegetais e animais, têm um efeito positivo na atividade da doença [s35]. Os ácidos graxos servem como blocos de construção para mediadores lipídicos, que regulam o ciclo inflamatório e influenciam a resposta autoimune [s36]. Os ácidos graxos ômega-3, abundantes em peixes gordurosos como salmão ou cavala, e uma mediterrane_ernaehrungsweise rica em azeite de oliva, têm um efeito benéfico na flora intestinal e podem inibir inflamações [s37] [s35]. Alimentos ricos em fibras, como grãos integrais, frutas e vegetais, promovem a formação de kurzkettiger_fettsaeuren (SCFAs) no intestino, que também têm efeito anti-inflamatório [s35]. Especiarias como cúrcuma, gengibre ou canela podem reduzir a atividade clínica da artrite reumatoide [s35]. O zinco, presente em alimentos como lentilhas, grão-de-bico ou castanhas de caju, apoia o sistema imunológico e possui propriedades anti-inflamatórias, enquanto o cádmio, que pode se acumular em alimentos altamente processados, pode ser pró-inflamatório [s35]. Uma dieta rica em frutas, vegetais, nozes e ácidos graxos insaturados pode reduzir o risco de artrite reumatoide [s38]. Em contraste, uma alta ingestão de carne vermelha e processada, bem como carboidratos refinados e bebidas açucaradas, está associada a um aumento do risco da doença [s38]. Um paciente com artrite reumatoide que altera sua dieta, por exemplo, integrando regularmente peixes gordurosos em sua alimentação e reduzindo o consumo de carne processada, pode contribuir ativamente para uma dieta anti-inflamatória.

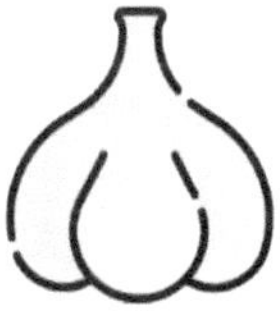

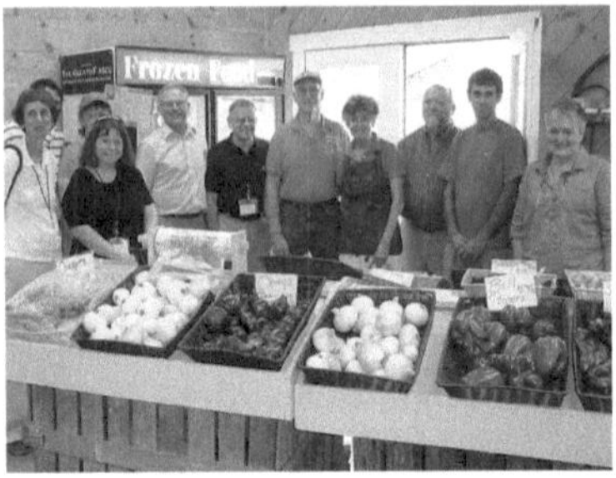

Dieta mediterrânica [i17]

Bom saber

Ácidos graxos insaturados

Os ácidos graxos insaturados, especialmente os ácidos graxos ômega-3, podem combater processos inflamatórios e aliviar os sintomas da artrite reumatoide. Eles estão presentes em peixes gordurosos, nozes e óleos vegetais.

Cádmio

O cádmio é um metal pesado que pode estar presente em alimentos altamente processados. Ele pode promover inflamações e aumentar o risco de artrite reumatoide. Uma dieta equilibrada com alimentos frescos e não processados minimiza a ingestão de cádmio.

Impacto dos Alimentos Anti-inflamatórios

Eficácia dos alimentos anti-inflamatórios.

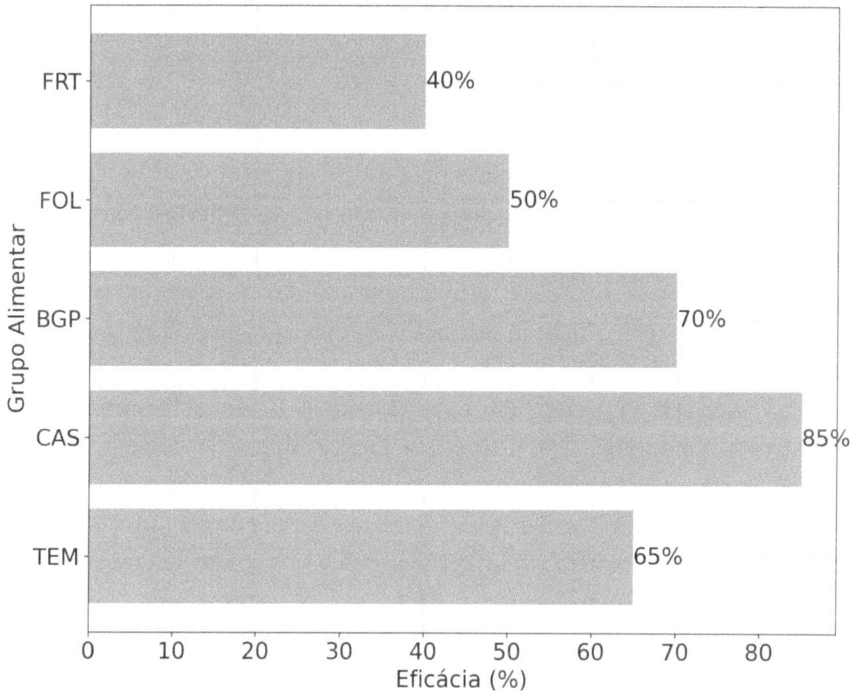

BGP: Bagas

CAS: Castanhas e Sementes

FOL: Folhas Verdes

FRT: Peixe Gordo

TEM: Temperos

O peixe gordo exibe o maior potencial efeito anti-inflamatório, seguido por folhas verdes e bagas. Embora as especiarias e nozes ofereçam alguns benefícios, seu impacto é comparativamente menor. Isso sugere priorizar peixes, verduras e bagas em uma dieta anti-inflamatória.

Alimentos críticos

Os alimentos podem influenciar o curso da artrite reumatoide. Além dos efeitos positivos já mencionados de certos nutrientes, existem também alimentos cujo consumo deve ser considerado crítico em caso de doença existente. O consumo excessivo de sal pode agravar as consequências negativas de outros fatores de risco, como o tabagismo, aumentando assim o risco de artrite reumatoide [s39]. O consumo de refrigerantes açucarados pode, assim como o excesso de sal, afetar negativamente a flora intestinal e promover inflamações no intestino [s40]. O álcool apresenta efeitos variados, dependendo da quantidade consumida. Enquanto o consumo moderado de álcool pode oferecer certa proteção contra o desenvolvimento de artrite reumatoide, o consumo excessivo afeta negativamente a flora intestinal e a resposta imunológica [s40]. O consumo de chá, especialmente em grandes quantidades (quatro ou mais xícaras por dia), também está associado a um aumento do risco de artrite reumatoide [s41]. Mesmo certos tipos de vegetais, como batatas e tomates, podem, segundo estudos, estar associados a um aumento do risco de doença [s39]. A evidência sobre produtos lácteos e sua influência na artrite reumatoide é inconsistente e requer mais pesquisa [s39]. Alimentos que contêm glúten representam uma carga adicional para alguns afetados, pois o glúten pode atuar como um antígeno e influenciar a resposta imunológica [s42]. Para identificar intolerâncias individuais e seu impacto nos sintomas da doença, uma eliminationsdiaet pode ser útil. Nela, alimentos potencialmente problemáticos são temporariamente removidos da dieta e reintroduzidos após um certo período, para observar a reação do corpo [s42] [s43]. Assim, um paciente com artrite reumatoide que consome frequentemente macarrão pode, como teste, optar por alternativas sem glúten por algumas semanas para verificar se seus sintomas mudam. Além disso, uma dieta rica em fibras pode ser considerada, pois as fibras aumentam o número de células T

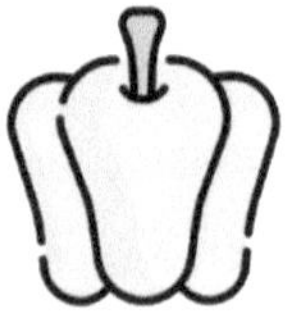

reguladoras (Tregs) e influenciam positivamente a relação entre Th1 e células Th17, o que pode ter um efeito anti-inflamatório e melhorar a qualidade de vida e a função física [s44].

Bom saber

Antígeno

Antígenos são substâncias que são reconhecidas pelo sistema imunológico como estranhas e podem desencadear uma reação imunológica. No contexto da artrite reumatoide, certos componentes alimentares podem atuar como antígenos e intensificar reações inflamatórias.

Células T reguladoras (Tregs)

Células T reguladoras (Tregs) são um tipo especial de células imunológicas que suprimem a atividade de outras células imunológicas, regulando assim as reações inflamatórias. Uma dieta rica em fibras pode aumentar o número de Tregs e, portanto, ter um impacto positivo no curso da artrite reumatoide.

Glúten

O glúten é uma proteína encontrada em muitos grãos, como trigo, centeio e cevada. Em pessoas com intolerância ao glúten ou doença celíaca, o glúten pode desencadear inflamações no intestino. Também na artrite reumatoide, discute-se uma relação entre o consumo de glúten e crises da doença.

Resposta imunológica

A resposta imunológica é a reação do sistema imunológico a substâncias estranhas ou patógenos. Na artrite reumatoide, a resposta imunológica é mal direcionada e ataca o tecido do próprio corpo. A dieta pode influenciar a resposta imunológica e promover ou inibir inflamações.

Potencial Inflamatório de Alimentos Comuns

Comparação de índices inflamatórios para vários grupos alimentares relevantes para o tratamento de AR.

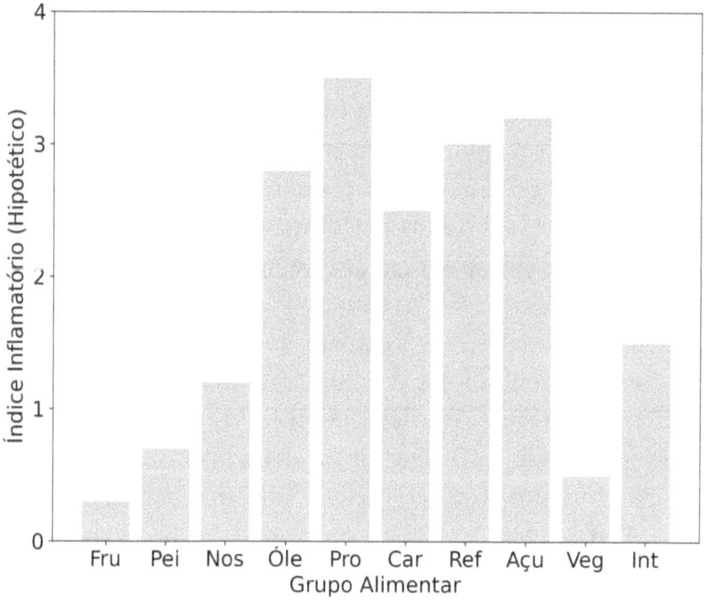

Açu: Bebidas Açucaradas

Fru: Frutas

Nos: Nozes/Sementes

Pei: Peixe

Ref: Grãos Refinados

Car: Carne Vermelha

Int: Grãos Integrais

Óle: Óleos Processados

Pro: Carnes Processadas

Veg: Vegetais

Este gráfico destaca o potencial inflamatório relativo de diferentes grupos de alimentos. Carnes processadas, bebidas açucaradas e grãos refinados têm pontuações altas, sugerindo que podem exacerbar os sintomas de AR. Por outro lado, frutas, vegetais e peixes apresentam pontuações baixas, indicando seus benefícios potenciais em uma dieta anti-inflamatória para o tratamento de AR. Escolher alimentos com pontuações inflamatórias mais baixas pode ajudar a reduzir a inflamação e melhorar os sintomas de AR.

Ritmo das refeições

Um ritmo constante de refeições pode ser relevante na artrite reumatoide, pois influencia os processos fisiológicos do corpo e, assim, contribui para o controle da inflamação [s45]. Jejum intermitente, uma forma de ingestão alimentar rítmica, pode melhorar a eficiência celular e a qualidade de vida, reduzindo a inflamação e o estresse oxidativo [s45]. Também a ingestão alimentar restrita ao tempo, onde a ingestão de alimentos é limitada a uma janela de tempo específica, pode otimizar a sincronização dos processos corporais e ter efeitos positivos na saúde [s45]. A distribuição temporal da ingestão calórica ao longo do dia também pode desempenhar um papel [s46]. Estudos mostram que o consumo de carboidratos pela manhã, em comparação com o mesmo consumo à noite, está associado a valores inflamatórios mais baixos, medidos pelo proteína C-reativa [s46]. Aqueles que consomem mais alimentos ricos em carboidratos, como pão integral ou aveia, pela manhã e reduzem a ingestão de carboidratos no jantar podem, assim, influenciar a inflamação. Uma redução calórica geral também pode representar uma estratégia de tratamento a longo prazo para dores crônicas [s45]. Mais pesquisas são necessárias para investigar a combinação de diferentes estratégias alimentares com outras terapias na artrite reumatoide [s45].

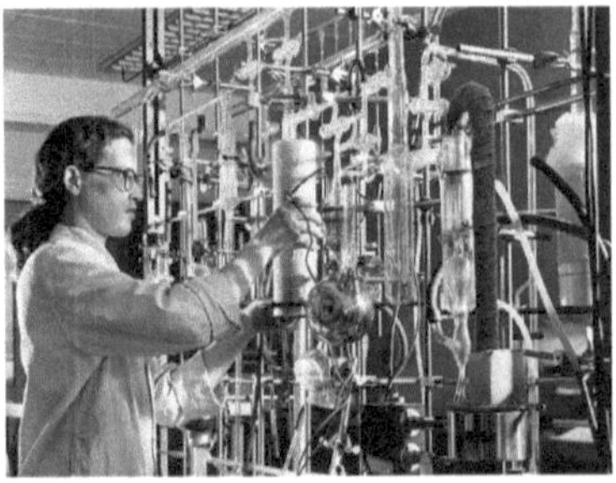

Estresse oxidativo [i18]

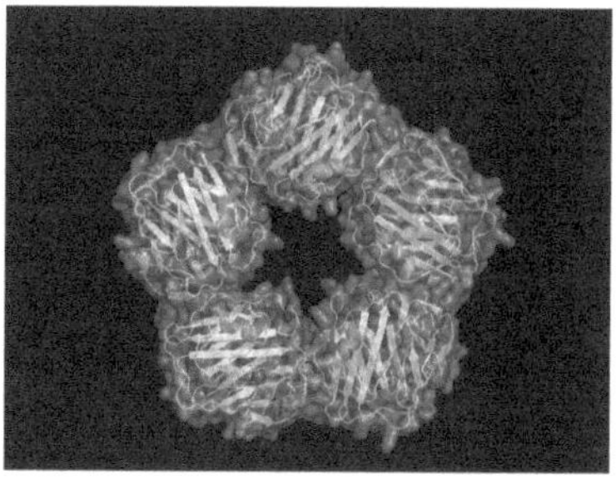

proteína C-reativa (PCR) [i19]

Distribuição Ideal de Refeições para Artrite Reumatoide

Distribuição diária de refeições recomendada para controlar a inflamação da AR.

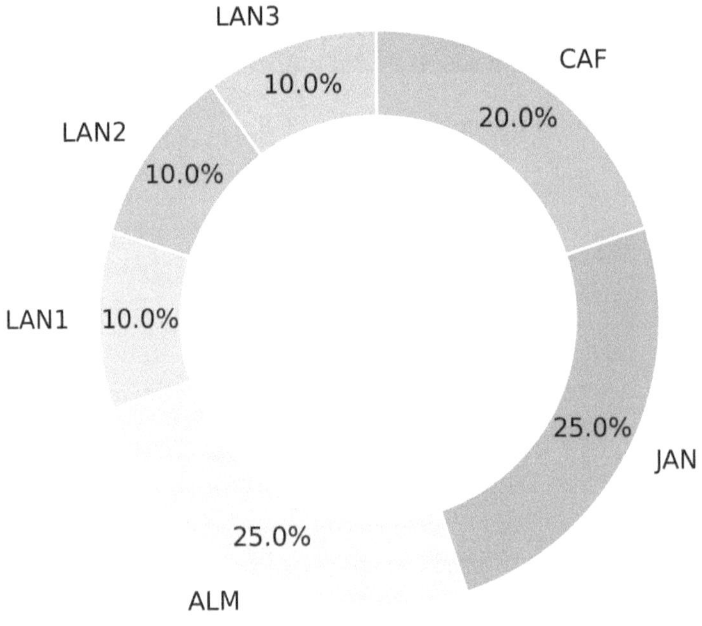

ALM: Almoço

CAF: Café da Manhã

JAN: Jantar

LAN1: Lanche 1

LAN2: Lanche 2

LAN3: Lanche 3 (opcional)

Este gráfico visualiza uma distribuição ideal de refeições para indivíduos com artrite reumatoide, enfatizando refeições menores e mais frequentes para ajudar a controlar a inflamação e estabilizar os níveis de açúcar no sangue. A maior porção representa o impacto combinado de refeições e lanches balanceados ao longo do dia, destacando a importância da ingestão consistente de nutrientes em vez de depender de algumas refeições grandes.

Conselhos concretos

- "Integre semanalmente um 'Dia de Ervas Silvestres' e enriqueça suas refeições com urtiga, dente-de-leão ou erva-dos-graços.
- Experimente diferentes métodos de preparo para os vegetais: cozinhe no vapor brócolis, asse batatas-doces ou fermente repolho.
- Troque o café por alternativas anti-inflamatórias, como café de lupino ou bebida de raiz de chicória.
- Prepare um smoothie anti-inflamatório com espinafre, gengibre e abacaxi.
- Coma uma pequena salada com substâncias amargas que favorecem a digestão, como chicória ou radicchio, antes de cada refeição principal.
- Use óleo de cominho preto ao cozinhar, que possui propriedades anti-inflamatórias.
- Deixe nozes e sementes de molho em água durante a noite para otimizar a absorção de nutrientes.
- Beba uma xícara de chá de funcho após as refeições para apoiar a digestão.
- Prepare seu próprio sal temperado com ervas e especiarias anti-inflamatórias.
- Substitua o açúcar por adoçantes naturais, como tâmaras ou estévia, mas com moderação.
- Inclua regularmente leguminosas, como lentilhas vermelhas ou grão-de-bico, em seu cardápio.

2. 2 Dieta para osteoartrite

A artrose, uma doença degenerativa das articulações, prejudica significativamente a qualidade de vida. Dores, rigidez e limitações de movimento são consequências comuns. A alimentação desempenha um papel importante no manejo dessa condição. Ela influencia tanto o peso corporal quanto os processos inflamatórios, que determinam de maneira crucial o curso da doença. Além do gerenciamento de peso, certos nutrientes ganham destaque, pois podem apoiar a construção e proteção da cartilagem, além de inibir inflamações. A escolha e combinação adequadas desses nutrientes representam um desafio. Descubra neste capítulo como uma alimentação direcionada pode influenciar positivamente a saúde das suas articulações e melhorar sua qualidade de vida.

Uma combinação de diferentes nutrientes, como os encontrados na dieta mediterrânea, pode atuar de forma sinérgica e promover a saúde das articulações em casos de artrose.

Nutrientes protetores das articulações

Para a saúde das articulações, é importante uma ingestão equilibrada de nutrientes. Nutrientes condroprotetores apoiam a síntese de componentes da matriz da cartilagem e podem inibir processos inflamatórios [s47]. Um componente crucial para a formação da cartilagem é um precursor do ácido hialurônico e proteoglicanos. Este pode ser obtido através da alimentação e contribui para a manutenção da estrutura da cartilagem [s47]. Efeitos modificadores de estrutura de certos nutrientes podem retardar o curso de doenças articulares e aliviar sintomas como dor e inflamação [s47]. A combinação de diferentes nutrientes pode atuar sinergicamente e apoiar o tratamento de doenças articulares [s47]. Assim, por exemplo, a combinação direcionada de nutrientes na dieta ou através de suplementos alimentares pode aumentar a eficácia de componentes individuais e promover a saúde das articulações. Ácidos graxos poli-insaturados, especialmente omegafettsaeuren, possuem propriedades protetoras e têm efeito anti-inflamatório [s48]. Ácidos graxos ômega-3 estão presentes em peixes gordurosos como salmão ou cavala. A suplementação com ácidos graxos ômega-3 pode melhorar a atividade da doença em doenças reumáticas inflamatórias, com uma redução significativa da dor articular e marcadores inflamatórios esperados após cerca de três meses [s49]. Efeitos colaterais são geralmente leves e afetam principalmente o trato gastrointestinal [s49]. A mediterrane_ernaehrung, rica em frutas, vegetais, grãos integrais, peixes e azeite de oliva, está associada a um menor risco de artrite reumatoide [s48] [s50]. Uma vegane_ernaehrung também pode ter um efeito positivo no curso da doença [s50]. Probióticos, especialmente cepas específicas, podem reduzir marcadores inflamatórios e melhorar a atividade da doença [s50]. Fibras e grãos integrais também têm efeito anti-inflamatório e podem aliviar sintomas [s50]. Especiarias como açafrão, canela, alho, gengibre e açafrão possuem propriedades anti-inflamatórias e immunmodulierende_eigenschaften, que podem ser úteis em doenças articulares [s51]. O açafrão, por exemplo, mostra efeitos positivos sobre a dor e a função articular na osteoartrite [s52]. O gengibre pode reduzir a dor e melhorar marcadores inflamatórios como a VSG e a PCR [s52]. Uma ketogene_ernaehrung pode reduzir a carga sobre as articulações e diminuir a inflamação através da redução da insulina e perda de peso [s53]. O corpo cetônico β-hidroxibutirato inibe zytokine pró-inflamatórias e, assim, reduz processos inflamatórios [s53].

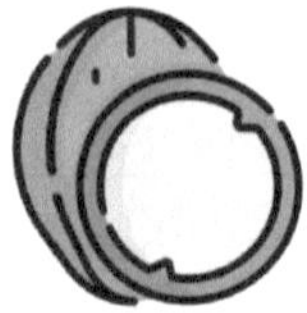

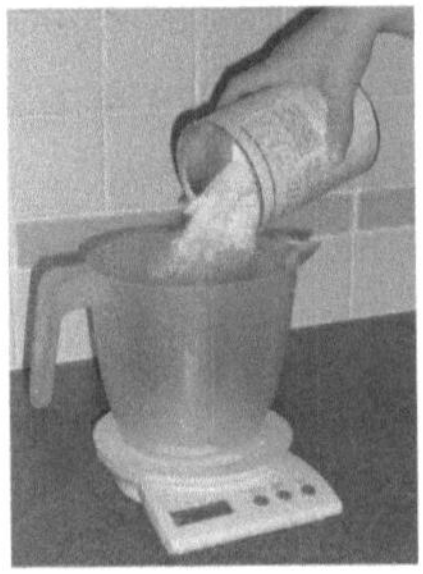

Dieta cetogênica [i20]

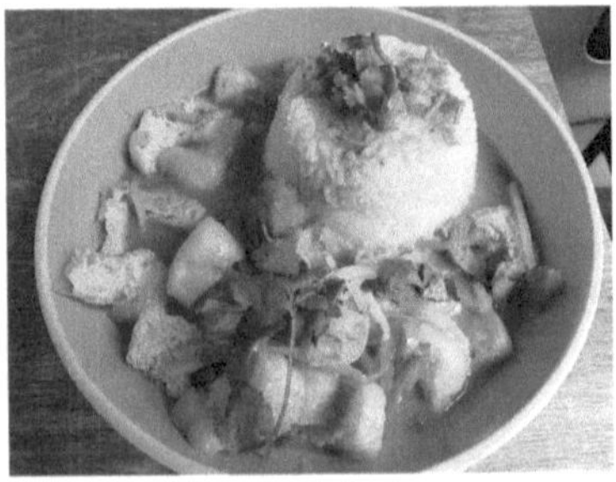

Dieta vegana [i21]

Bom saber

Efeitos modificadores de estrutura

Mudanças positivas na estrutura da cartilagem por certos nutrientes que retardam o curso da doença e melhoram a função articular. Podem ajudar a reduzir a degradação da cartilagem e promover a sua formação.

β-hidroxibutirato

Um corpo cetônico que se forma quando o corpo utiliza gordura em vez de carboidratos como fonte de energia. O β-hidroxibutirato possui propriedades anti-inflamatórias e pode ajudar a reduzir a dor e o inchaço nas articulações.

Marcadores inflamatórios

Substâncias no sangue que indicam inflamações no corpo, como VSG e PCR. Sua concentração pode ser influenciada pela dieta.

Nutrientes condroprotetores

Nutrientes especiais que protegem a cartilagem e apoiam sua formação, estimulando a produção de células da cartilagem e inibindo a degradação. Contribuem para a manutenção da função articular e alívio da dor.

Suplementos alimentares

Preparações concentradas de nutrientes que complementam a dieta e podem compensar deficiências nutricionais específicas. Podem ajudar a apoiar a saúde das articulações quando a ingestão de nutrientes pela dieta não é suficiente.

Nutrientes Chave para a Saúde das Articulações

Distribuição de nutrientes benéficos para a saúde das articulações.

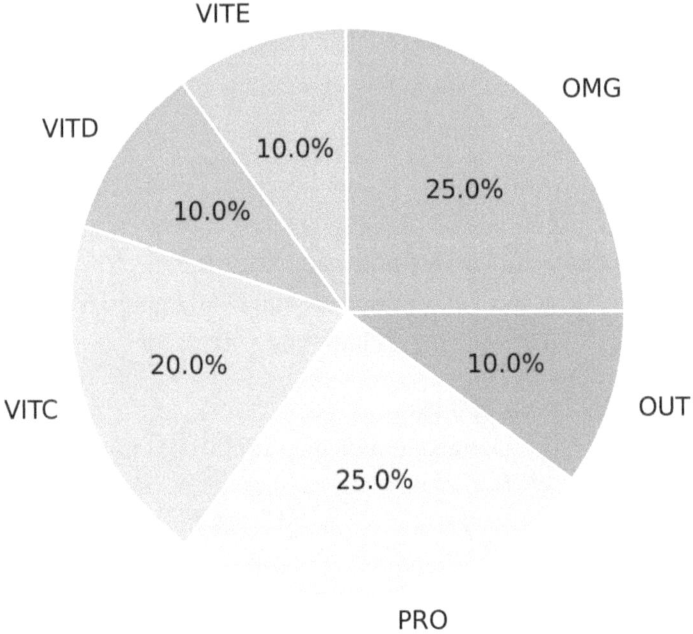

OMG: Ácidos Graxos Ômega-3

OUT: Outros nutrientes benéficos (ex: Glucosamina, Condroitina)

PRO: Proteína

VITC: Vitamina C

VITD: Vitamina D

VITE: Vitamina E

Este gráfico destaca a importância de uma ingestão equilibrada de vários nutrientes para apoiar a saúde das articulações. Enquanto os ácidos graxos ômega-3 desempenham um papel significativo na redução da inflamação, a vitamina C é crucial para a formação de colágeno. A ingestão adequada de proteínas é essencial para o reparo da cartilagem e força muscular, enquanto a vitamina D auxilia na absorção de cálcio, vital para a saúde óssea. Antioxidantes como a vitamina E protegem contra danos celulares. Concentrar-se em uma dieta rica nesses nutrientes pode contribuir para a melhoria da saúde das articulações e potencialmente aliviar os sintomas artríticos.

Gestão de peso

O controle de peso desempenha um papel crucial na osteoartrite, uma vez que cada quilograma adicional sobrecarrega ainda mais as articulações e intensifica os sintomas [s54]. As articulações do quadril e do joelho são particularmente afetadas pela pressão aumentada. Mesmo uma perda de peso moderada pode trazer melhorias significativas. A redução do peso corporal em 5% pode já proporcionar algum alívio dos sintomas, enquanto uma redução de 10% pode levar a uma diminuição significativa da dor [s54]. Por exemplo, quem pesa 100 kg poderia aliviar suas articulações e reduzir a dor ao perder 10 kg, ou seja, ao chegar a 90 kg. Para alcançar esse objetivo, especialistas recomendam que pessoas com sobrepeso e um IMC entre 27 e 35 kg/m^2 realizem uma redução calórica diária de 300 a 500 kcal [s54]. Essa medida, combinada com exercícios regulares, forma a base para uma gestão de peso bem-sucedida em pacientes com osteoartrite [s54]. Mesmo após intervenções cirúrgicas, o controle de peso é importante, pois o sobrepeso pode influenciar negativamente o processo de cicatrização e o resultado da cirurgia [s54]. Além de aliviar a dor, a redução de peso contribui para melhorar a mobilidade e aumentar a qualidade de vida. O sobrepeso não apenas aumenta o risco de osteoartrite, mas também de outras doenças, como a artrite reumatoide [s55]. Um IMC elevado correlaciona-se com uma maior atividade da doença, o que é evidenciado pela relação entre a proteína leptina, produzida por células adiposas, e processos inflamatórios [s55]. Pacientes com obesidade também alcançam remissão com menos frequência e apresentam valores mais altos nos índices de atividade da doença [s55].

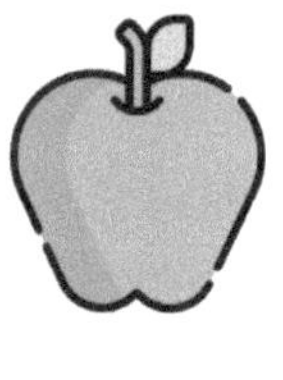

Bom saber

Calorias

Calorias (quilocalorias) são uma unidade de medida para energia. A redução da ingestão calórica pode levar à perda de peso em pessoas com sobrepeso e, assim, aliviar as articulações.

Leptina

Leptina é um hormônio produzido por células adiposas que regula o apetite. Em pessoas com obesidade, pode ocorrer resistência à leptina, levando a um aumento da sensação de fome e a um ganho de peso adicional. No contexto da osteoartrite, a leptina desempenha um papel nos processos inflamatórios.

Obesidade

Obesidade, também chamada de sobrepeso, refere-se ao excesso de peso significativo, que está associado a um risco aumentado de várias doenças, incluindo osteoartrite e artrite reumatoide. Uma mudança na dieta pode ajudar a reduzir o peso e influenciar a atividade da doença.

IMC e Dor Articular Percebida

Correlação entre IMC e níveis de dor articular percebida ao longo do tempo.

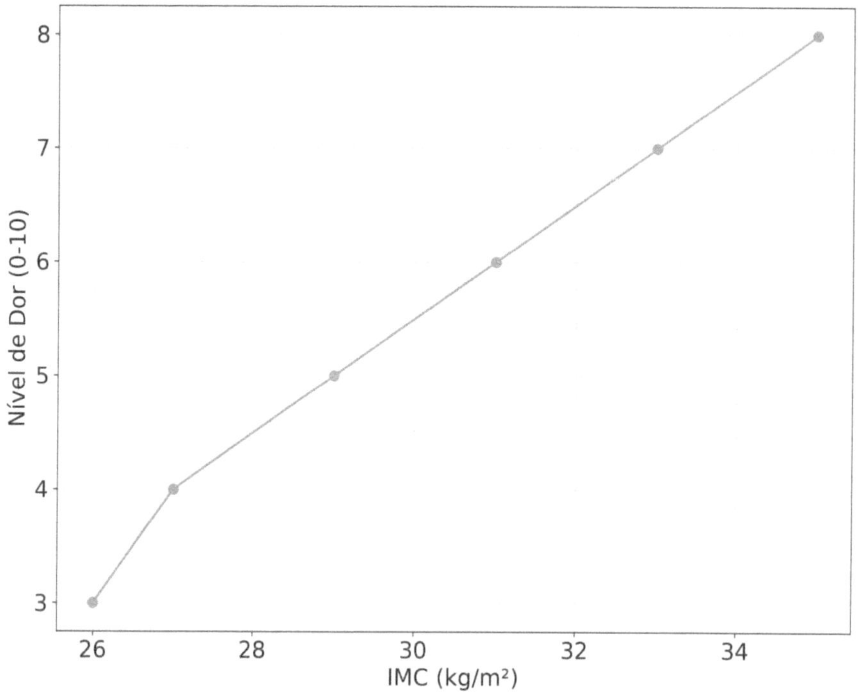

Este gráfico indica uma potencial correlação entre o IMC e a dor articular percebida. À medida que o IMC diminui, os níveis de dor relatados também tendem a diminuir. Isso sugere que o controle de peso pode desempenhar um papel significativo no controle da dor artrítica. No entanto, as experiências individuais podem variar e outros fatores podem influenciar os níveis de dor. Mais investigações são necessárias para estabelecer uma ligação causal definitiva.

Substâncias construtoras de cartilagem

Substâncias construtoras de cartilagem, também conhecidas como Condroprotetores, estão no foco da terapia da osteoartrite, pois podem proteger e regenerar a cartilagem articular. Glucosamina e sulfato de condroitina são dois condroprotetores centrais que ocorrem naturalmente no corpo e estão envolvidos na formação de cartilagem e líquido sinovial. [s56] A glucosamina estimula a formação de componentes da matriz da cartilagem e possui efeito anti-inflamatório, enquanto o sulfato de condroitina retarda a degradação da cartilagem e também reduz inflamações. [s56] A ingestão combinada de ambas as substâncias pode levar a uma eficácia melhorada em comparação com a administração isolada. [s56] Além da glucosamina e do sulfato de condroitina, o ácido hialurônico e hidrolisado de colágeno também desempenham um papel no tratamento da osteoartrite. O ácido hialurônico é um componente importante do líquido sinovial e garante sua viscosidade e elasticidade. O hidrolisado de colágeno fornece os blocos de construção para a formação de colágeno, uma proteína estrutural importante da cartilagem. Para promover a saúde da cartilagem, a ingestão dessas substâncias pode ocorrer através da alimentação ou de suplementos. Em uma dieta equilibrada, nutrientes que apoiam a cartilagem podem ser encontrados em alimentos como caldo de ossos, que é rico em colágeno, ou em peixes, que fornecem omegafettsaeuren, que têm efeito anti-inflamatório. Assim, um plano alimentar que inclua regularmente peixe e ocasionalmente caldo de ossos pode apoiar a ingestão de nutrientes benéficos para a cartilagem. A ingestão de suplementos deve sempre ser coordenada com um médico ou nutricionista para considerar a dosagem correta e possíveis interações com outros medicamentos.

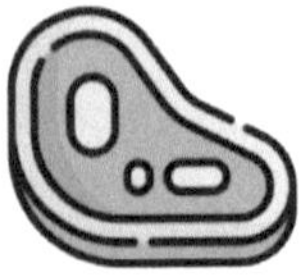

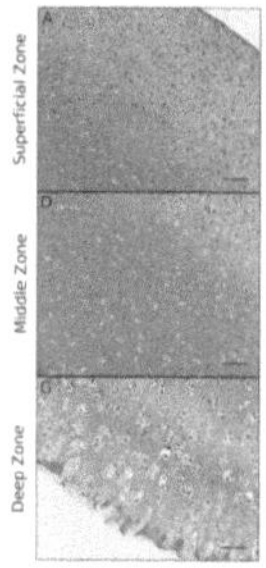

Cartilagem articular [i22]

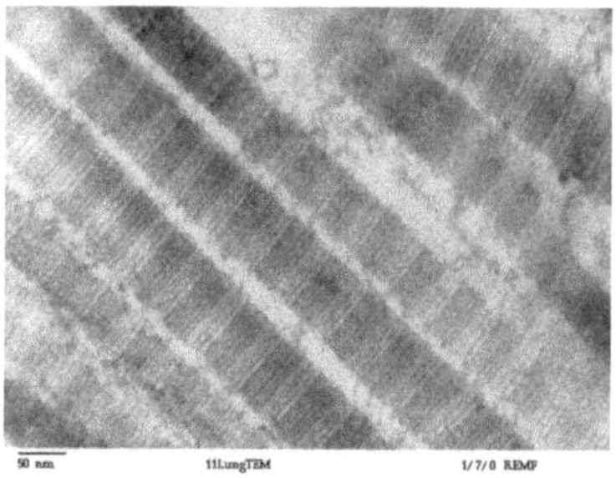

Colagénio [i23]

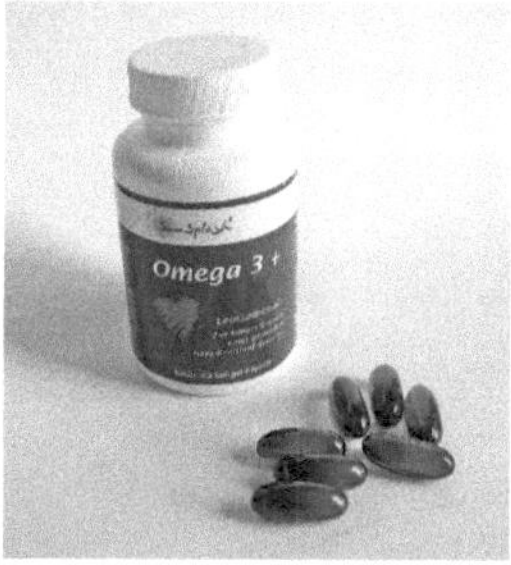

Ácidos gordos ómega-3 [i24]

Bom saber

Condroprotetores

Substâncias que podem proteger a cartilagem articular e promover sua regeneração. Elas desempenham um papel importante na terapia nutricional da osteoartrite, pois podem ajudar a retardar o curso da doença e melhorar a função articular.

Hidrolisado de colágeno

Uma forma de colágeno que pode ser mais facilmente absorvida pelo corpo. Fornece os blocos de construção para a formação de fibras de colágeno na cartilagem e pode contribuir para a regeneração da cartilagem articular. O hidrolisado de colágeno é frequentemente utilizado como suplemento na osteoartrite.

Eficácia dos Nutrientes de Suporte à Cartilagem

Impacto na Saúde da Cartilagem

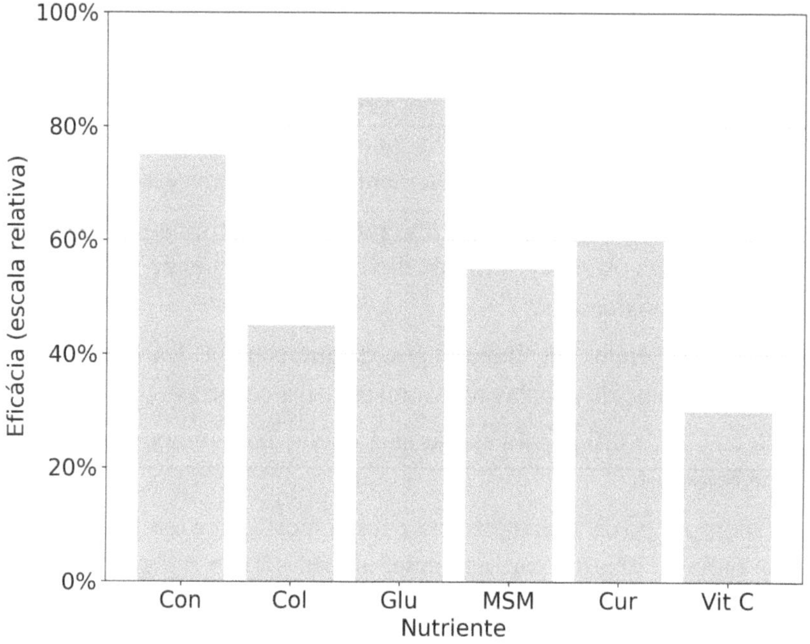

Col: Colagénio

Cur: Cúrcuma

MSM: MSM

Con: Condroitina

Glu: Glucosamina

Vit C: Vitamina C

A glucosamina e a condroitina demonstram efeitos promissores na saúde da cartilagem, potencialmente retardando a sua degradação. Embora as evidências para o colagénio e MSM sejam menos robustas, ainda exibem alguns benefícios potenciais. A incorporação destes nutrientes numa dieta equilibrada pode contribuir para a melhoria da saúde articular em indivíduos com osteoartrite. No entanto, as respostas individuais podem variar, e recomenda-se a consulta de um profissional de saúde.

Conselhos concretos

- Aumente a ingestão de sopas semelhantes a caldos de ossos, utilizando-as como base para molhos, ensopados e risotos.
- Explore o mundo das algas e integre wakame, nori ou dulse em sua dieta para aproveitar sua riqueza nutricional.
- Concentre-se em alimentos ricos em sílica, como painço, aveia ou feijão verde, para apoiar a formação de cartilagem.
- Desenvolva uma preferência por vegetais ricos em substâncias amargas, como chicória, rúcula ou alcachofras, para promover a função hepática e, consequentemente, a desintoxicação.
- Use óleo de espinheiro-marítimo prensado a frio como cobertura para saladas ou sopas, a fim de melhorar a ingestão de vitamina C e outros antioxidantes.
- Aposte no efeito anti-inflamatório da quercetina e desfrute regularmente de cebolas roxas, maçãs ou alcaparras.
- Beba chá de urtiga para apoiar as articulações e promover a excreção de ácido úrico.
- Incorpore pó de rosa mosqueta em sua dieta, por exemplo, no granola ou iogurte, para estimular a formação de colágeno.
- Experimente pastas de especiarias que você pode fazer com ingredientes frescos, como gengibre, alho e pimenta.
- Enriqueça sua dieta com brotos nutritivos que você pode facilmente cultivar em casa.
- Beba diariamente um copo de suco de aipo fresco para apoiar a desintoxicação e reduzir inflamações.

2. 3 Dieta para artrite psoriática

A artrite psoriásica não afeta apenas as articulações, mas também a pele. Mudanças na dieta oferecem um grande potencial para reduzir inflamações, promover a saúde intestinal e influenciar positivamente o curso da doença. O sobrepeso, a composição das gorduras alimentares e o microbioma intestinal desempenham um papel essencial nesse contexto. Além da otimização de nutrientes individuais, combinações específicas de nutrientes podem gerar efeitos sinérgicos e apoiar a terapia. A influência da alimentação na artrite psoriásica é complexa e promissora. Continue lendo para obter recomendações dietéticas concretas e dicas práticas para a implementação no dia a dia.

Na artrite psoriásica, uma estratégia holística é crucial: a combinação de mudanças na dieta, como uma dieta mediterrânea com alimentos prebióticos e ácidos graxos ômega-3, e exercícios regulares pode atuar de forma sinérgica, reduzindo a inflamação, promovendo a saúde intestinal e controlando o peso.

Alimentação Amigável para a Pele

A alimentação amigável para a artrite psoriática visa reduzir a inflamação e promover a saúde intestinal, uma vez que esses fatores podem influenciar a pele [s57]. Um desequilíbrio no microbioma intestinal, denominado disbiose, se manifesta em pacientes com artrite psoriática por meio de uma menor diversidade de espécies bacterianas [s57]. Essa alteração pode estar relacionada ao curso da doença e favorecer inflamações sistêmicas. Uma mudança na dieta pode influenciar positivamente o microbioma. Assim, alimentos pré-bióticos, que promovem o crescimento de bactérias benéficas, podem ser integrados ao cardápio. O excesso de peso intensifica a inflamação e pode impactar negativamente a artrite psoriática. Portanto, uma dieta com redução calórica é recomendada para pacientes com sobrepeso [s58]. Uma dieta muito baixa em calorias já demonstrou efeitos positivos na atividade da doença em pacientes obesos [s58]. A mediterrane_ernaehrung, rica em frutas, vegetais, azeite de oliva e peixe, está associada a uma menor atividade da doença [s58]. O intermittierendes_fasten, ou seja, a alimentação em períodos limitados, também pode melhorar os sintomas da artrite psoriática, independentemente da perda de peso [s58]. omegafettsaeuren, encontrados em peixes gordurosos como salmão e cavala, possuem propriedades anti-inflamatórias e podem reduzir a necessidade de analgésicos [s58]. A eficácia dos probiotika, que contêm microrganismos vivos, é, por outro lado, inconsistente. Alguns estudos mostram efeitos positivos na atividade da doença, enquanto outros não [s58]. A ingestão de certas gorduras também pode influenciar a pele. Ceramidas, moléculas de gordura na pele, estão relacionadas a processos inflamatórios [s59]. Uma dieta com alto teor de ácidos graxos saturados pode aumentar a concentração de ceramidas no sangue, enquanto ácidos graxos insaturados podem reduzi-las [s59]. Uma mudança na dieta que aumente a proporção de ungesaettigten_fettsaeuren, por exemplo, através do consumo de nozes, abacate ou azeite de oliva, pode,

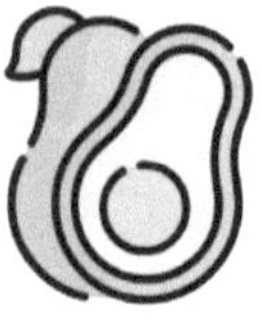

portanto, ter um efeito positivo na aparência da pele. Em resumo, uma alimentação amigável para a pele na artrite psoriática atua em múltiplos níveis. Ela visa uma flora intestinal saudável, controle de peso e a redução de inflamações por meio de uma seleção alimentar direcionada.

Bom saber

Ceramidas

Lipídios (gorduras) que formam um componente importante da barreira cutânea e regulam a umidade da pele. Na artrite psoriática, a produção de ceramidas pode estar comprometida, levando a pele seca e escamosa. Uma dieta rica em ácidos graxos insaturados pode apoiar a produção de ceramidas e melhorar a aparência da pele.

Disbiose

Um desequilíbrio da flora intestinal que pode influenciar a atividade inflamatória na artrite psoriática. Uma dieta equilibrada com alimentos pré-bióticos pode ajudar a regular a flora intestinal e reduzir a disbiose.

Alimentos Pré-bióticos

Alimentos que promovem o crescimento e a atividade de bactérias benéficas no intestino. Eles contêm fibras indigestíveis que servem como alimento para as boas bactérias, melhorando assim a saúde intestinal. Exemplos incluem cebolas, alho, bananas e aspargos.

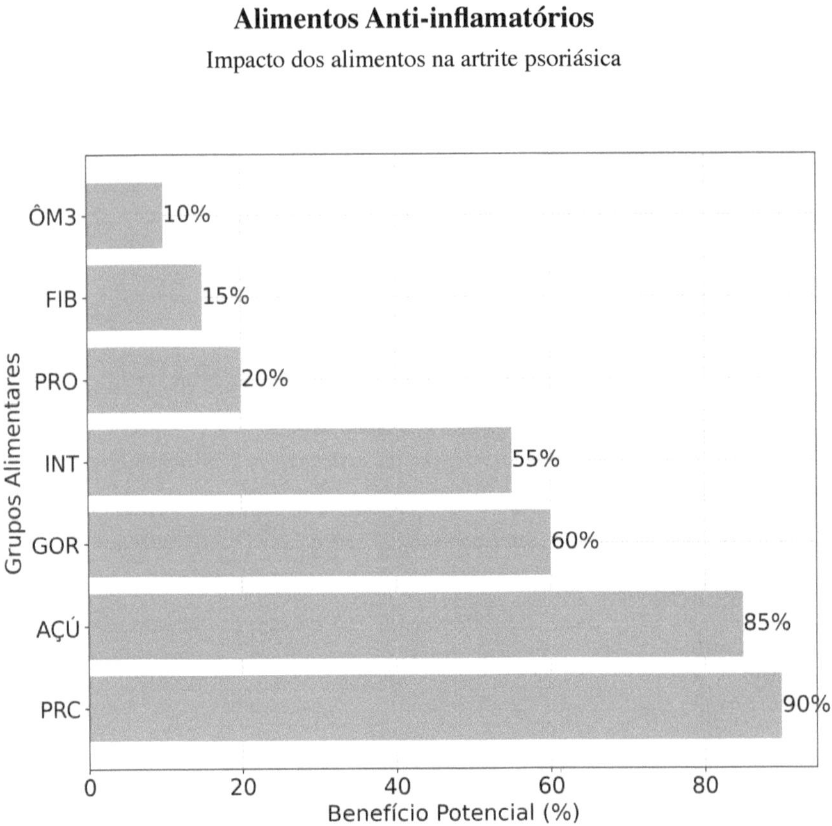

AÇÚ: Alimentos/Bebidas Açucaradas

FIB: Alimentos Ricos em Fibras (Frutas, Vegetais)

GOR: Gorduras Saturadas (Carne Vermelha, Laticínios)

INT: Grãos Integrais (Aveia, Arroz Integral)

ÔM3: Ômega-3 (Peixe, Linhaça)

PRC: Alimentos Processados

PRO: Proteína Magra (Frango, Feijão)

Os ácidos graxos ômega-3 e os alimentos ricos em fibras demonstram o maior benefício potencial para o controle da artrite psoriásica devido às suas propriedades anti-inflamatórias. O consumo moderado de proteína magra apoia a saúde das articulações. Limitar alimentos processados, açúcar e gorduras saturadas é crucial devido ao seu potencial de exacerbar a inflamação.

Alimentos imunomoduladores

Alimentos imunomoduladores podem influenciar positivamente o curso da artrite psoriática, agindo diretamente ou indiretamente no sistema imunológico. A dieta cetogênica, caracterizada por um teor muito baixo de carboidratos e um alto teor de gorduras, leva à formação de hydroxybutyrat. Esta substância possui propriedades anti-inflamatórias e pode inibir a produção de mediadores inflamatórios, como IL-17 [s60]. A redução desses mediadores pode diminuir a atividade da doença na artrite psoriática [s60]. Outro efeito positivo da dieta cetogênica é a perda de peso frequentemente associada, que também pode influenciar favoravelmente as inflamações sistêmicas [s60]. Além disso, há indícios de que essa forma de alimentação pode aumentar a eficácia de outras terapias sistêmicas em pacientes com psoríase [s60]. Probióticos, que contêm microrganismos vivos, também podem ter efeitos anti-inflamatórios. Eles podem, por exemplo, reduzir marcadores inflamatórios como Proteína C-reativa (PCR) e diminuir a permeabilidade intestinal, modulando assim a resposta imunológica [s61]. Esses efeitos estão bem documentados, especialmente na artrite reumatoide, outra doença inflamatória reumática [s61]. Certos compostos vegetais também podem ter um efeito imunomodulador. Um composto vegetal demonstrou em estudos efeitos positivos em doenças inflamatórias intestinais e artrite reumatoide, melhorando a atividade da doença [s62]. Um paciente com artrite psoriática poderia, por exemplo, complementar seu iogurte diariamente com frutas vermelhas e sementes de linhaça para aumentar a ingestão de fibras prebióticas e omegafettsaeuren, beneficiando-se ao mesmo tempo dos potenciais efeitos positivos dos probióticos no iogurte. O papel da vitamina D na psoríase é, por outro lado, controverso; alguns estudos mostram melhorias, enquanto outros não [s63]. O mesmo se aplica a uma dieta sem glúten, cujos efeitos positivos sobre doenças inflamatórias não estão claramente comprovados [s64].

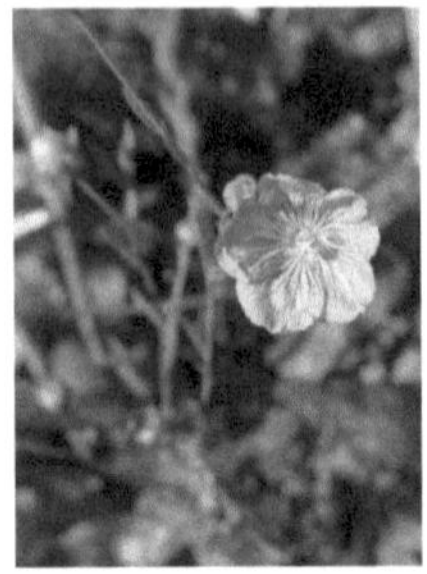

Sementes de linhaça [i25]

Bom saber

Dieta sem glúten
Uma forma de alimentação que exclui o glúten, uma proteína presente em grãos. Se uma dieta sem glúten tem efeitos positivos na artrite psoriática ainda não está cientificamente comprovado.

Fibras prebióticas
Componentes alimentares que promovem o crescimento de bactérias benéficas no intestino (por exemplo, em sementes de linhaça ou frutas vermelhas). Elas apoiam a ação dos probióticos e podem, assim, influenciar indiretamente as inflamações.

Proteína C-reativa (PCR)
Um marcador inflamatório no sangue. Níveis elevados de PCR indicam inflamações no corpo. Probióticos podem possivelmente reduzir os níveis de PCR.

Impacto Imunomodulador dos Alimentos

Impacto dos alimentos imunomoduladores na inflamação, categorizados por eficácia e consumo recomendado.

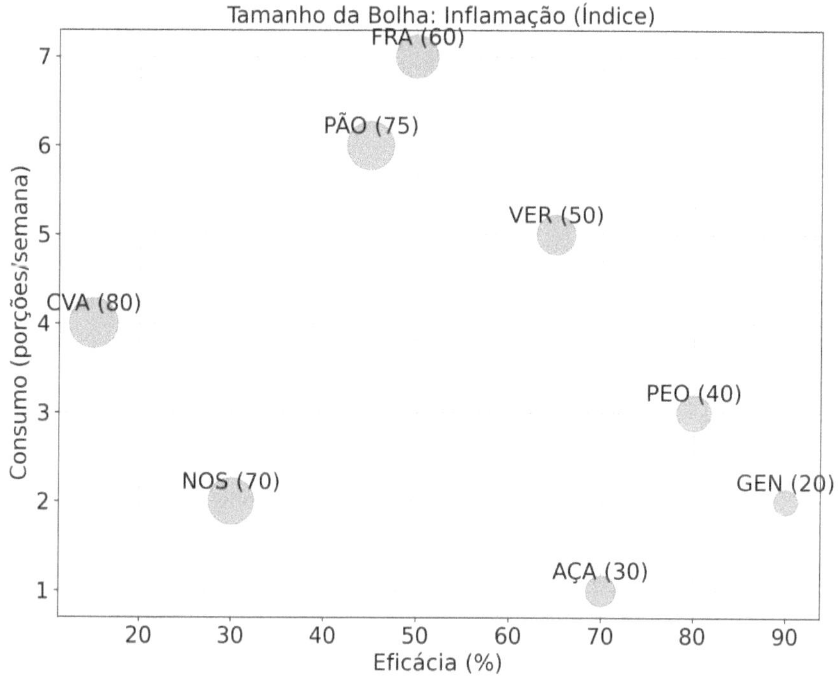

Blasengröße: Inflamação (Índice)

AÇA: Açafrão

CVA: Carne Vermelha

FRA: Frutas Vermelhas

GEN: Gengibre

NOS: Nozes e Sementes

PÃO: Pão Branco

PEO: Peixe Gordo

VER: Vegetais Verdes

Alimentos com alto potencial anti-inflamatório e recomendações de consumo moderado parecem ser mais benéficos. Aqueles com baixo impacto, independentemente do consumo, oferecem benefícios mínimos. Concentrar-se em alimentos de alto impacto em quantidades apropriadas pode ser uma estratégia alimentar chave para controlar a inflamação.

Combinações de Nutrientes

Combinações de nutrientes podem desempenhar um papel importante na artrite psoriática, ao gerar efeitos sinérgicos que vão além da ação isolada dos nutrientes. Enquanto nutrientes individuais podem já ter efeitos positivos sobre inflamações ou o sistema imunológico, certas combinações potencializam esses efeitos. Assim, a ingestão simultânea de selênio, coenzima Q10 e vitamina E pode não apenas reduzir a atividade da doença na artrite psoriática, mas também diminuir o nível de estresse oxidativo [s65]. O estresse oxidativo desempenha um papel na origem e progressão das inflamações, portanto, combater esse processo por meio de uma combinação direcionada de nutrientes é promissor. Um paciente que já está tomando nahrungsergaenzungsmittel com alguns desses nutrientes pode considerar usar um preparado combinado ou combinar as substâncias individuais de forma que sejam ingeridas simultaneamente, para se beneficiar dos efeitos sinérgicos. Além de combinações específicas de nutrientes, a combinação de mudanças na dieta e atividade física é central para o sucesso da terapia. Uma dieta com redução calórica, combinada com atividade física regular, pode não apenas levar à perda de peso, mas também melhorar a qualidade de vida e reduzir a massa de gordura corporal total [s66]. Uma perda de peso de apenas 5% pode já fazer uma diferença significativa em pacientes com sobrepeso e levar a uma atividade mínima da doença [s65]. Um paciente poderia, por exemplo, praticar esportes três vezes por semana durante 30 minutos cada vez e, ao mesmo tempo, reduzir sua ingestão calórica diária, substituindo bebidas açucaradas por água ou chá sem açúcar e restringindo o consumo de alimentos processados. Combinando essas medidas, ele pode não apenas reduzir seu peso, mas também influenciar positivamente os processos inflamatórios no corpo. A combinação de nutrientes específicos e atividade física também pode ser benéfica. A

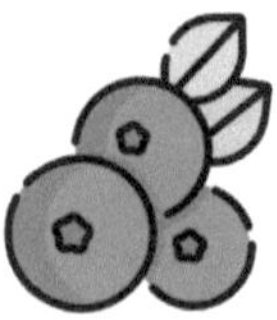

ingestão de substâncias anti-inflamatórias em conjunto com treinamento regular pode aumentar a eficácia de ambas as medidas [s67].

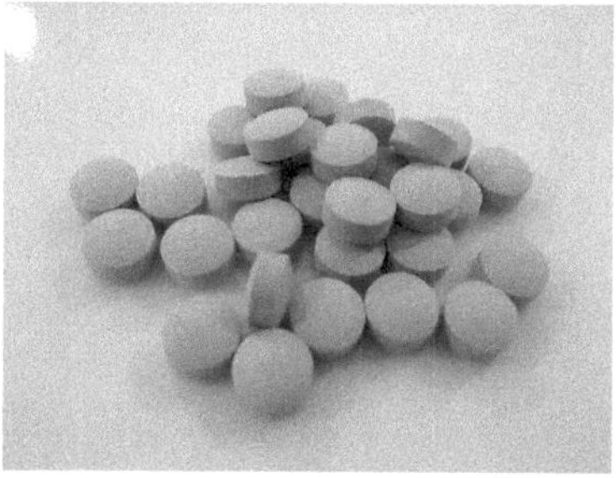

Suplementos alimentares [i26]

Bom saber

Efeitos Sinérgicos

Efeitos sinérgicos na alimentação descrevem a interação de diferentes nutrientes que se reforçam mutuamente em sua ação, tendo assim um impacto positivo maior na artrite psoriática do que se fossem ingeridos isoladamente. Por exemplo, a vitamina D e os ácidos graxos ômega-3 podem juntos aliviar a dor nas articulações mais do que se cada um fosse tomado separadamente.

Massa de Gordura Corporal

A massa de gordura corporal total refere-se à proporção do peso corporal que é composta por gordura. Um aumento na massa de gordura corporal pode promover inflamações no corpo e, assim, agravar os sintomas da artrite psoriática. A redução da massa de gordura corporal por meio de dieta e exercício pode, portanto, ajudar a diminuir a atividade da doença.

Ingestão ideal de nutrientes para artrite psoriática

Distribuição diária recomendada de nutrientes para controlar a artrite psoriática.

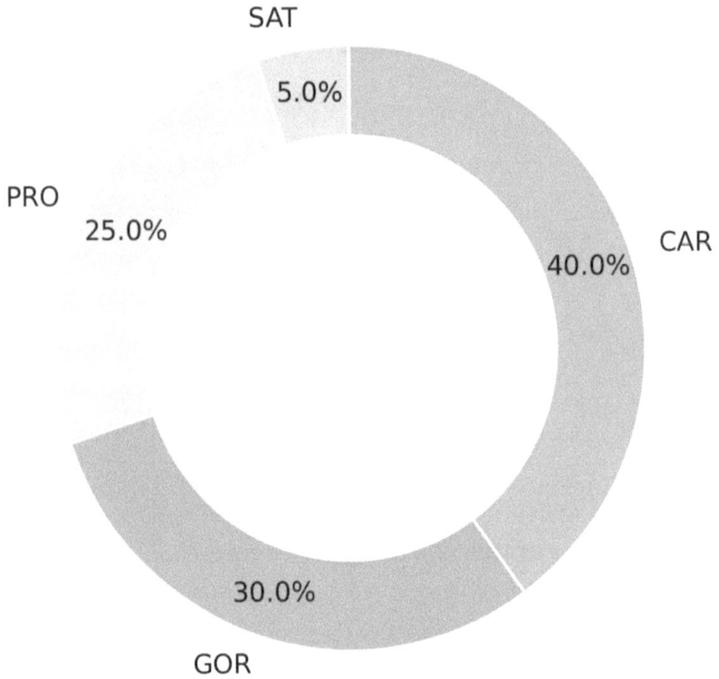

CAR: Carboidratos complexos (ex: grãos integrais, frutas, vegetais)

GOR: Gorduras saudáveis (ex: ômega-3, azeite)

PRO: Proteína magra (ex: peixe, frango, leguminosas)

SAT: Gorduras saturadas/processadas (limite)

Este gráfico visualiza um exemplo de uma distribuição balanceada de nutrientes benéfica para o controle da artrite psoriática. Uma porção significativa enfatiza alimentos anti-inflamatórios, ricos em ácidos graxos ômega-3 e antioxidantes. A proteína adequada auxilia no reparo dos tecidos, enquanto uma ingestão moderada de carboidratos ajuda a manter os níveis de energia sem exacerbar a inflamação. A menor porção representa gorduras saturadas e processadas, que devem ser limitadas. Esta abordagem equilibrada visa reduzir a inflamação, apoiar a saúde das articulações e melhorar o bem-estar geral.

Conselhos concretos

- Crie seu plano alimentar pessoal com base em um princípio de rotação para identificar intolerâncias e maximizar a diversidade de nutrientes. Por exemplo, alterne suas fontes de proteína, tipos de grãos e vegetais semanalmente.
- Integre conscientemente alimentos com efeito prebiótico, como a alcachofra de Jerusalém ou a raiz de bardana, em sua dieta diária para promover o crescimento de bactérias intestinais benéficas.
- Aproveite as propriedades positivas dos chás de ervas e prepare diariamente uma mistura reconfortante de ervas anti-inflamatórias, como camomila, melissa e mil-folhas.
- Experimente fazer suas próprias fermentações de vegetais para ampliar a diversidade de sua flora intestinal e melhorar a absorção de vitaminas e minerais.
- Estabeleça horários fixos para as refeições e crie rituais em torno delas para regular sua digestão e reduzir o estresse.
- Reflita regularmente sobre seu progresso e ajuste continuamente seu plano alimentar às suas necessidades individuais e ao feedback do seu corpo.
- Inclua um "tempo de descanso" para seu intestino, consumindo uma refeição leve e digestiva, como uma sopa de vegetais, uma vez por semana.
- Aprenda a prestar atenção aos sinais do seu corpo e a distinguir entre fome e apetite, para evitar a alimentação emocional.
- Defina metas realistas e recompense-se por seus sucessos, a fim de manter sua motivação a longo prazo e consolidar seu novo estilo alimentar.

Revisão - 2. Conceitos nutricionais específicos para a doença

Conceitos nutricionais específicos para doenças reumáticas, como artrite reumatoide, artrose e artrite psoriásica, oferecem a você a oportunidade de influenciar ativamente o curso da sua doença. Não se trata de planos de dieta rígidos, mas de uma mudança alimentar a longo prazo que considera suas necessidades e preferências individuais. O foco está em alimentos anti-inflamatórios, protetores das articulações e benéficos para a pele, que você pode integrar ao seu cotidiano. Isso pode incluir, por exemplo, o aumento do consumo de ácidos graxos ômega-3 de peixes, nozes e óleos vegetais, a inclusão de produtos integrais ricos em fibras, frutas e vegetais, bem como o uso de especiarias anti-inflamatórias como cúrcuma e gengibre. Ao mesmo tempo, você deve reduzir o consumo de alimentos altamente processados, sal e açúcar em excesso, assim como o consumo excessivo de álcool, pois esses fatores podem favorecer processos inflamatórios.

A gestão do peso também desempenha um papel importante, especialmente na artrose. O excesso de peso sobrecarrega ainda mais suas articulações e intensifica a dor. Mesmo uma redução moderada de peso pode trazer melhorias significativas. Combine uma dieta com redução calórica com exercícios regulares para aliviar suas articulações e melhorar sua mobilidade. Preste atenção a um ritmo equilibrado de refeições. Experimente, por exemplo, o jejum intermitente ou a alimentação em janelas de tempo e observe como seu corpo reage. A distribuição de macronutrientes ao longo do dia também pode fazer a diferença. Tente consumir mais alimentos ricos em carboidratos pela manhã e reduzi-los à noite.

Na artrite psoriásica, além da redução da inflamação, a saúde intestinal é uma prioridade. Um desequilíbrio na flora intestinal pode promover inflamações e agravar os sintomas cutâneos. Integre alimentos prebióticos, como sementes de linhaça ou frutas vermelhas, em sua dieta para apoiar o crescimento de bactérias intestinais benéficas. A dieta mediterrânea também pode ter um efeito positivo na sua saúde intestinal e na aparência da sua pele. Além disso, considere que combinações de nutrientes podem ter efeitos sinérgicos. A combinação de selênio, coenzima Q10 e vitamina E, por exemplo, pode reduzir tanto a atividade da doença quanto o estresse oxidativo. Converse com seu médico ou nutricionista sobre a possibilidade de otimizar sua dieta com suplementos alimentares direcionados.

A implementação de uma dieta específica para a doença pode ser desafiadora no início. Comece com pequenos passos realistas e aumente gradualmente. Documente sua alimentação e seus sintomas para entender melhor o impacto da mudança alimentar. Não hesite em buscar apoio profissional. Um nutricionista pode ajudá-lo a elaborar um plano alimentar individualizado que atenda às suas necessidades e à sua condição. Com paciência, perseverança e a estratégia certa, você pode transformar sua alimentação em uma aliada na luta contra sua doença reumática e melhorar sua qualidade de vida de forma sustentável.

3. Mudança prática na dieta

Como integrar um novo estilo de alimentação de forma duradoura no dia a dia, sem perder a motivação? O caminho para uma alimentação anti-inflamatória começa com pequenos, mas eficazes passos. Uma abordagem sistemática ajuda a substituir hábitos antigos por novos de maneira sustentável. As ferramentas e estratégias certas tornam a transição muito mais fácil do que muitas pessoas inicialmente supõem. Neste capítulo, você descobrirá como tornar sua mudança alimentar pessoal bem-sucedida passo a passo.

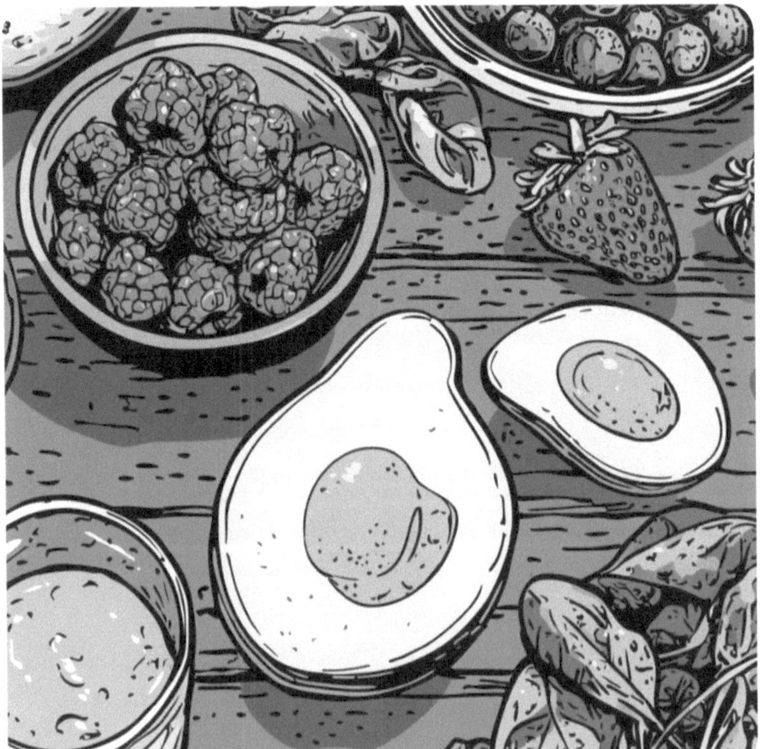

3. 1 Criar um diário alimentar

A análise da própria alimentação é essencial para uma mudança na dieta em casos de doenças reumáticas. Um registro detalhado da alimentação ajuda a reconhecer as relações entre dieta e sintomas. Ele documenta a ingestão diária de alimentos e forma a base para uma análise individual. Além dos alimentos consumidos, idealmente você deve registrar as quantidades, o horário e os sintomas acompanhantes. Esse registro permite a identificação de padrões alimentares individuais e a delimitação de potenciais gatilhos para as queixas reumáticas. Uma abordagem estruturada, como a classificação dos alimentos em grupos, facilita a avaliação posterior. Obtenha uma visão abrangente dos seus hábitos alimentares e estabeleça assim a base para uma mudança positiva no seu bem-estar.

A combinação do protocolo alimentar e do diário de sintomas permite reconhecer as relações entre a alimentação e as queixas reumáticas, ajustando a dieta de forma direcionada.

Levantamento

O levantamento da sua alimentação é o primeiro passo para ajustar sua dieta em doenças reumáticas. Um protocolo alimentar detalhado ajuda você a reconhecer as relações entre sua alimentação e suas queixas. Este protocolo documenta sua ingestão diária de alimentos e fornece a base para uma análise nutricional individual. Além da simples listagem dos alimentos consumidos, você deve idealmente registrar também as quantidades, o horário e, se aplicável, os sintomas acompanhantes. Anote, entre outros, os alimentos, bebidas e lanches consumidos. Adicione informações sobre o preparo e os ingredientes. Assim, você obterá uma visão abrangente de seus hábitos alimentares. Uma abordagem estruturada facilita a avaliação posterior. Uma possibilidade é classificar os alimentos em grupos, como frutas e vegetais, produtos de grãos, laticínios, carne e peixe. A frequência de consumo de cada grupo alimentar pode ser registrada em uma escala, de "nunca" a "várias vezes ao dia". Além dos alimentos consumidos, também devem ser registrados parâmetros demográficos como idade, sexo e nível de atividade, bem como padrões dietéticos principais, como vegetariano ou vegano. Documente também se você suspeita de intolerâncias, como intolerância à lactose, glúten ou frutose. Essas informações ajudam a identificar padrões alimentares individuais e a restringir potenciais gatilhos para queixas reumáticas. Um levantamento

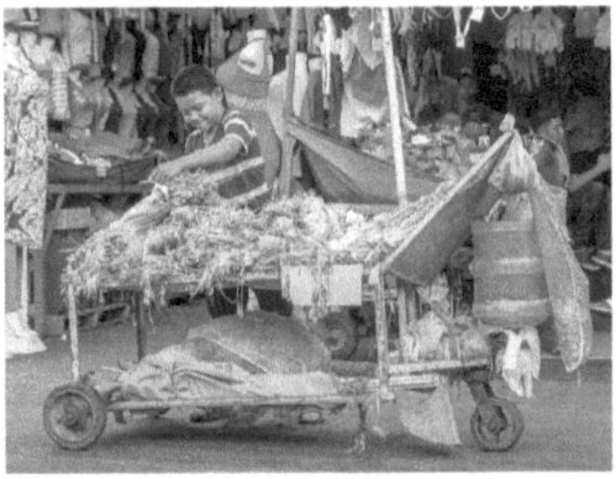

Vegetais [i27]

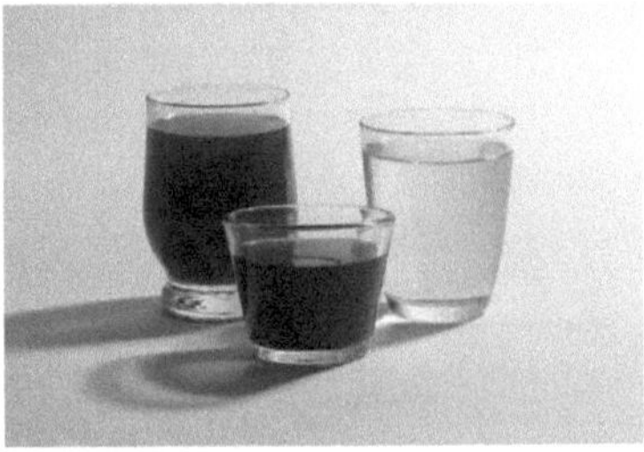

Bebidas [i28]

detalhado permite que você ajuste sua alimentação de forma direcionada e obtenha mudanças positivas para sua saúde. A revisão e ajuste regulares do protocolo alimentar ajudam você a se beneficiar a longo prazo de uma alimentação otimizada.

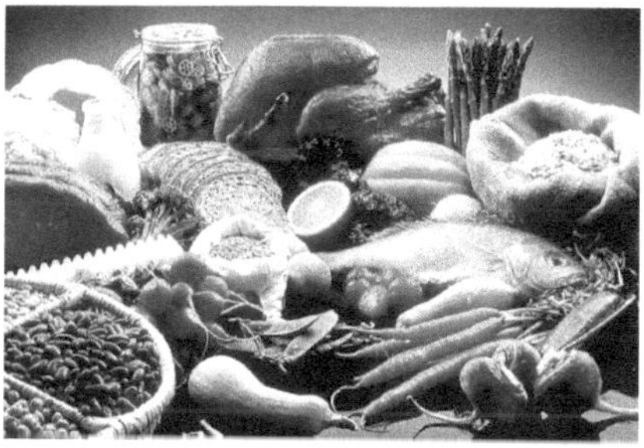

Alimentos [i29]

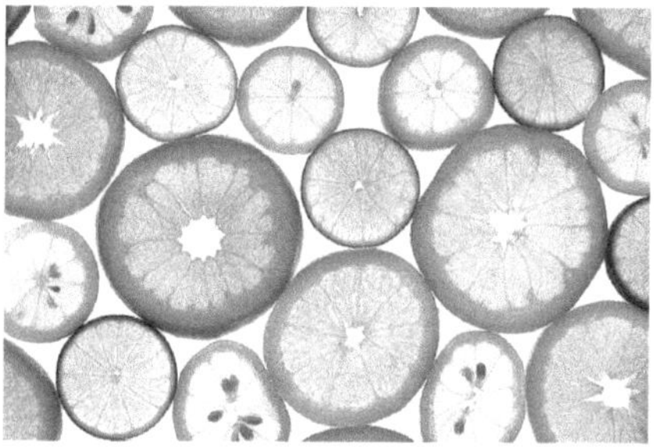

Fruta [i30]

Bom saber

Padrões Dietéticos Principais

A forma predominante de alimentação, por exemplo, vegetariana, vegana, mediterrânea, que é documentada no protocolo para analisar a influência da forma de alimentação nas queixas reumáticas.

Parâmetros Demográficos

Características pessoais como idade, sexo e nível de atividade, que são registradas no protocolo alimentar para individualizar a análise nutricional e considerar a influência desses fatores nas doenças reumáticas.

Exemplo de Distribuição de Dieta Anti-inflamatória

Ingestão diária típica de grupos alimentares.

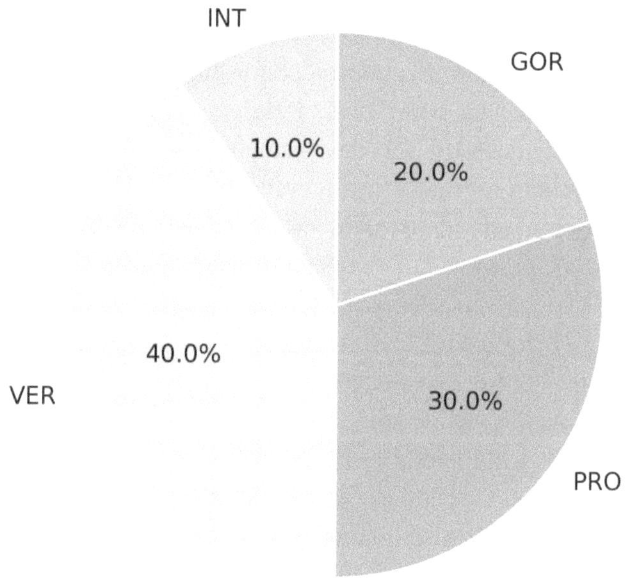

GOR: Gorduras Saudáveis (azeite, nozes, sementes)

INT: Integrais

PRO: Proteína Magra (peixe, frango, feijão)

VER: Frutas e Vegetais

Este gráfico representa um exemplo de dieta anti-inflamatória com foco em alimentos integrais. A alta proporção de frutas e vegetais fornece antioxidantes e fibras. Gorduras saudáveis contribuem para a redução da inflamação, enquanto proteínas magras auxiliam no reparo dos tecidos. Minimizar alimentos processados e açúcares ajuda a controlar os desencadeadores da inflamação. As necessidades individuais variam e consultar um nutricionista é recomendado para aconselhamento dietético personalizado.

Diário de Sintomas

Um diário de sintomas serve para a coleta sistemática de queixas ao longo do tempo e complementa as informações do protocolo alimentar. Através da documentação paralela da ingestão de alimentos e das reações físicas ou emocionais, é possível revelar potenciais relações entre a alimentação e o bem-estar. Anote a natureza, intensidade e duração dos sintomas, bem como o momento de sua ocorrência. Possíveis entradas incluem, entre outras, dores, inchaços, rigidez das articulações, fadiga ou distúrbios digestivos. Também estados psicológicos, como depressão ou ansiedade, podem ser registrados e considerados em relação à alimentação [s68]. O consumo regular de peixe, por exemplo, pode ter um efeito positivo na saúde mental, sendo associado a um menor risco de depressão associado [s68]. A documentação no diário de sintomas deve idealmente ocorrer ao longo de um período mais longo, para reconhecer padrões e tendências. Assim, você pode, por exemplo, determinar se certos alimentos estão regularmente correlacionados com o aparecimento de suas queixas. Essas informações são valiosas para realizar ajustes alimentares individuais em conjunto com um médico ou nutricionista e otimizar a terapia. A combinação do diário alimentar e do diário de sintomas oferece, portanto, uma base de dados abrangente para a análise de sua situação individual e o apoia na gestão ativa de sua saúde. A avaliação regular de ambos os protocolos ajuda você a se beneficiar a longo prazo de uma alimentação adaptada às suas necessidades.

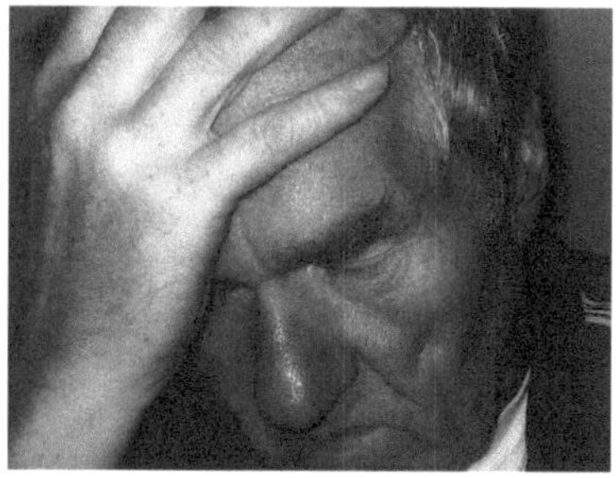

Fadiga [i31]

Bom saber

Associado

Relação entre um determinado alimento (por exemplo, peixe) e um aspecto de saúde (por exemplo, risco de depressão), baseado em estudos.

Correlação

Relação entre o consumo de certos alimentos e o aparecimento ou a intensidade de queixas reumáticas.

Correlação entre a Gravidade dos Sintomas e a Dieta

Correlação entre a adesão à dieta anti-inflamatória e a gravidade dos sintomas ao longo do tempo.

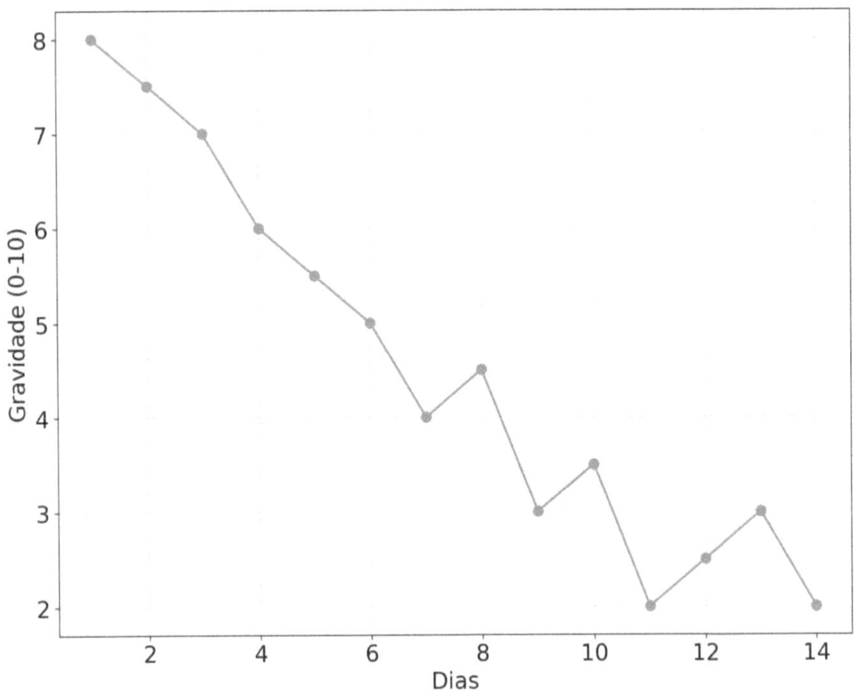

O gráfico indica uma potencial correlação inversa entre a adesão a uma dieta anti-inflamatória e a gravidade dos sintomas. À medida que a adesão à dieta aumenta, a gravidade dos sintomas parece diminuir, sugerindo que a dieta pode ter um impacto positivo no controle dos sintomas da condição reumática. No entanto, análises adicionais e outros fatores que possam influenciar os sintomas precisam ser considerados.

Balanço de nutrientes

O balanço de nutrientes, ou seja, a relação entre a ingestão e a necessidade de nutrientes, influencia significativamente o curso das doenças reumáticas. Um protocolo alimentar ajuda a analisar esse balanço e, se necessário, ajustá-lo. Como mostram estudos, muitos pacientes reumáticos não atingem as ingestões recomendadas de importantes macronutrientes e micronutrientes [s69]. Em particular, a ingestão de fibras, garantida pelo consumo de frutas, vegetais e produtos integrais, é frequentemente insuficiente [s69]. Uma análise da ingestão de nutrientes pode ser realizada com a ajuda de software especializado, que calcula a ingestão diária de gorduras, fibras e vitamina D [s70]. Assim, é possível determinar se a ingestão individual de nutrientes está de acordo com as diretrizes. Mesmo quando os pacientes recebem recomendações gerais de alimentação, muitas vezes falta uma orientação detalhada e personalizada para a otimização da nutrição [s69]. Um protocolo alimentar estruturado, que além de alimentos, quantidades e métodos de preparo também contenha informações sobre intolerâncias, fornece uma base sólida para tal orientação. Diários alimentares semanais, que são utilizados, por exemplo, em estudos, permitem um monitoramento contínuo da ingestão de nutrientes e da adesão à dieta [s70]. Através da avaliação regular do protocolo e do ajuste da alimentação às necessidades individuais, os pacientes podem otimizar seu balanço de nutrientes e, assim, influenciar positivamente o curso da doença. As experiências dos pacientes com as intervenções nutricionais, como barreiras e fatores facilitadores, podem ser coletadas adicionalmente por meio de grupos focais e utilizadas para melhorar a orientação individual [s71]. Uma intervenção dietética personalizada pode comprovadamente melhorar a ingestão de nutrientes e a adesão à dieta [s70]. Um exemplo disso seria o desenvolvimento de um plano alimentar individual com base no protocolo alimentar, que considere tanto as necessidades nutricionais quanto as preferências pessoais do paciente.

Bom saber

Fibras

As fibras, presentes em frutas, vegetais e produtos integrais, promovem uma flora intestinal saudável e podem reduzir inflamações. No protocolo alimentar, devem ser documentados os alimentos ricos em fibras para garantir a ingestão adequada e apoiar o efeito positivo na saúde intestinal.

Intervenção dietética

Uma intervenção dietética é uma medida direcionada para mudar os hábitos alimentares. O protocolo alimentar fornece a base para uma intervenção dietética personalizada, que é ajustada às necessidades individuais e ao curso da doença. Através da documentação dos hábitos alimentares e dos sucessos alcançados, a eficácia da intervenção pode ser avaliada e, se necessário, ajustada.

Macronutrientes

Os macronutrientes, como carboidratos, proteínas e gorduras, fornecem energia e são importantes para a construção do corpo. Uma ingestão equilibrada desses nutrientes dentro de um protocolo alimentar pode ajudar a regular os processos inflamatórios no corpo e garantir a oferta de componentes essenciais.

Exemplo de Balanço de Nutrientes da Dieta Anti-inflamatória

Ingestão de nutrientes vs. meta

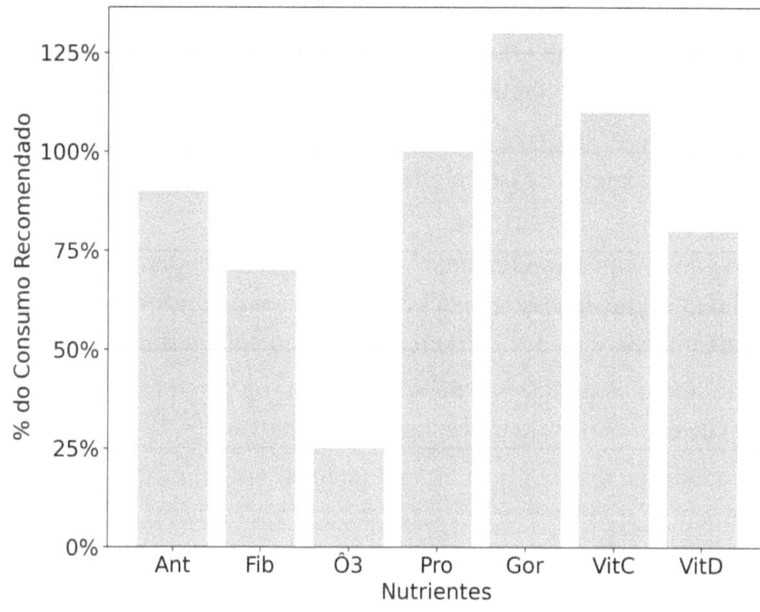

Ant: Antioxidantes

Fib: Fibras

Gor: Gordura Saturada

Ô3: Ácidos Graxos Ômega-3

Pro: Proteína

VitC: Vitamina C

VitD: Vitamina D

Este gráfico ilustra a ingestão atual de nutrientes importantes em comparação com os níveis recomendados para uma dieta anti-inflamatória. A ingestão de ácidos graxos ômega-3 está significativamente abaixo da meta, destacando uma área potencial de melhoria. A ingestão de fibras também é ligeiramente menor do que o recomendado. Embora a ingestão de proteínas atinja a meta, concentrar-se em fontes de proteínas magras é importante no controle da inflamação. A ingestão de gorduras saturadas excede o nível recomendado, sugerindo a necessidade de reduzir o consumo de alimentos ricos nessas gorduras. No geral, ajustes são necessários para otimizar a dieta para seu potencial anti-inflamatório.

Conselhos concretos

- Vincule seu diário alimentar a um diário visual. Fotografe suas refeições para reconstruir mais facilmente as quantidades e composições posteriormente.
- Utilize a função de gravação de voz do seu smartphone para anotar rapidamente suas observações sobre a alimentação no dia a dia.
- Avalie sua sensação de saciedade após cada refeição em uma escala de 1 a 10 e registre esse valor no diário, para entender melhor sua fome.
- Crie um "semáforo alimentar" pessoal no diário. Marque os alimentos que lhe fazem bem com verde, os que fazem menos bem com amarelo e os que causam desconforto com vermelho.
- Use símbolos no diário para refeições ou ingredientes recorrentes, a fim de economizar tempo e aumentar a clareza.
- Pendure seu diário alimentar em um local visível na cozinha, para se lembrar diariamente de seus objetivos e não esquecer a documentação.
- Analise seu diário alimentar semanalmente em busca de padrões. Quais grupos alimentares predominam? Existem dias com calorias notavelmente altas ou baixas?
- Compare seu diário alimentar com seu calendário. Existe uma relação entre períodos de estresse e certos hábitos alimentares?
- Recompense-se por manter o diário alimentar de forma consistente, por exemplo, com um banho relaxante ou um bom livro.
- Peça a uma pessoa de confiança para revisar seu diário alimentar regularmente com você e fornecer feedback.

3. 2 Planejamento de refeições

Uma mudança na alimentação em doenças reumáticas requer planejamento. Esta seção mostra como você pode planejar refeições de forma estratégica para facilitar a implementação de uma dieta anti-inflamatória e superar obstáculos típicos, como a falta de tempo ou compras impulsivas não saudáveis. Consideramos suas necessidades e preferências individuais para alcançar sucessos a longo prazo. Descubra como um planejamento de refeições bem estruturado pode influenciar positivamente sua alimentação e seu bem-estar.

Uma mudança alimentar bem-sucedida em doenças reumáticas requer não apenas o planejamento das refeições, mas também a organização do armazenamento de alimentos, para que, especialmente durante crises de doença, seja possível acessar rapidamente e de forma simples alimentos adequados.

Criar um plano semanal

Um plano semanal estruturado facilita a implementação de uma mudança na dieta em doenças reumáticas. O planejamento ajuda não apenas na escolha de alimentos adequados, mas também na organização do preparo das refeições [s72]. Comece fazendo um levantamento de suas preferências e hábitos. Quais alimentos você gosta de comer e quais você tolera bem? Quais métodos de preparo você prefere? Integre essas informações em seu plano para tornar a mudança bem-sucedida a longo prazo. Um plano semanal deve incluir uma variedade de alimentos anti-inflamatórios [s73]. Frutas e vegetais frescos, grãos integrais, leguminosas e gorduras saudáveis formam uma boa base. Essa combinação pode ser comparada à tradicional mediterranen_ernaehrung, que também é rica nesses componentes [s74]. Considere quais alimentos você pode não tolerar e evite-os [s73]. Alimentos processados, alimentos com alto teor de sal, óleos, manteiga, açúcar e produtos de origem animal podem agravar os sintomas e devem ser reduzidos [s73]. Planeje suas refeições para toda a semana com antecedência. Isso pode ajudá-lo a evitar compras espontâneas de alimentos não saudáveis. Crie uma lista de compras com base em seu plano para evitar compras desnecessárias e ter os alimentos necessários à mão [s74]. Você também pode cozinhar em maiores quantidades e congelar sobras para economizar tempo [s72]. Se você tiver filhos, envolva-os no preparo das refeições. Isso torna o ato de cozinhar uma atividade conjunta e pode aumentar a aceitação da mudança na dieta entre as crianças [s72]. O planejamento das refeições também pode facilitar a integração de nahrungsergaenzungsmittel, caso tenham sido recomendados por seu médico [s73]. Um plano de refeições de 2 semanas, como é utilizado em algumas intervenções, pode servir de inspiração e base para seu próprio planejamento [s74]. Adapte-o às suas necessidades e preferências individuais. Estabeleça metas realistas para melhorar a qualidade de sua dieta e revise-as regularmente [s74]. Um diário alimentar pode ajudá-lo a documentar seu progresso e analisar sua dieta. Assim, você pode, por exemplo, verificar se está consumindo adequadamente todos os nutrientes essenciais e se há alimentos que influenciam seus sintomas.

Bom saber

Diário alimentar

Um diário alimentar ajuda a documentar a dieta e a reconhecer relações entre alimentos e sintomas reumáticos. Também pode ser utilizado para verificar a ingestão de nutrientes e ajustar a dieta conforme necessário.

Tempo semanal de preparação de refeições

Tempo gasto no preparo de refeições anti-inflamatórias.

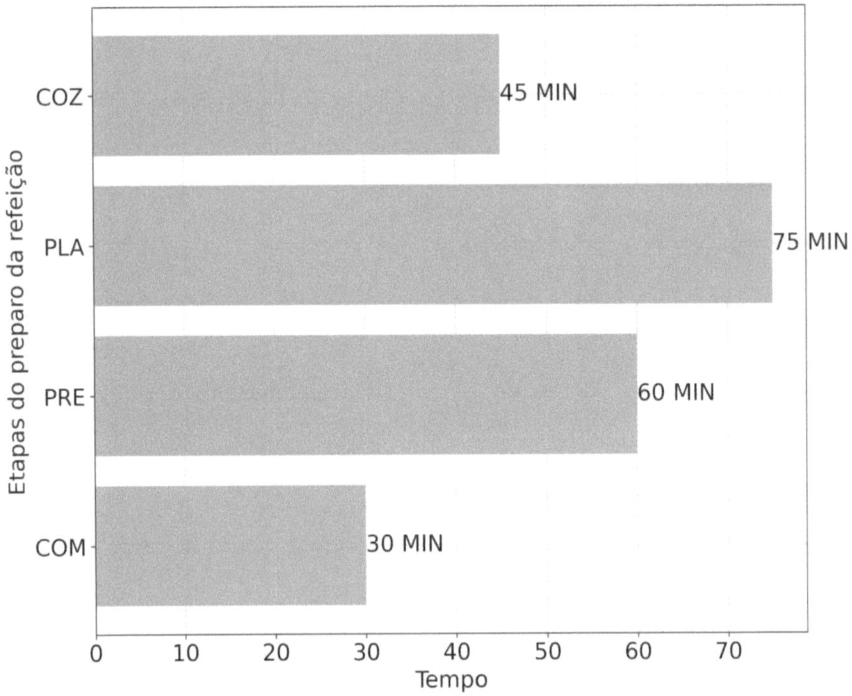

COM: Compras

PLA: Planejamento

COZ: Cozinhando

PRE: Preparação

O gráfico destaca os diferentes compromissos de tempo para as diferentes etapas de preparação das refeições. Planejamento e compras levam consideravelmente mais tempo do que o cozimento real, sugerindo a importância de uma organização eficiente. Preparar os ingredientes com antecedência reduz significativamente o tempo de cozimento, promovendo a adesão a uma dieta saudável.

Elaborar uma lista de compras

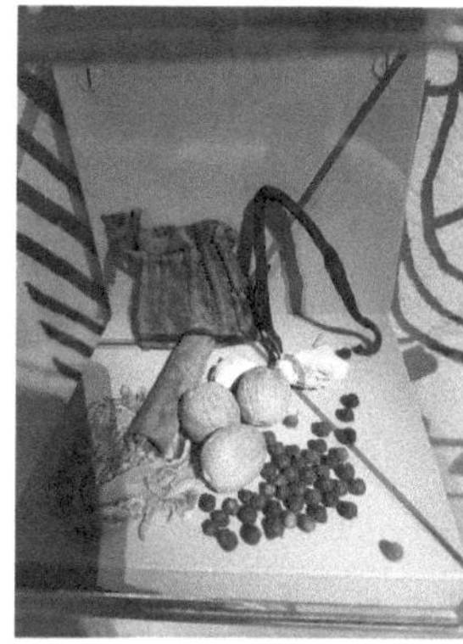

Especiarias [i32]

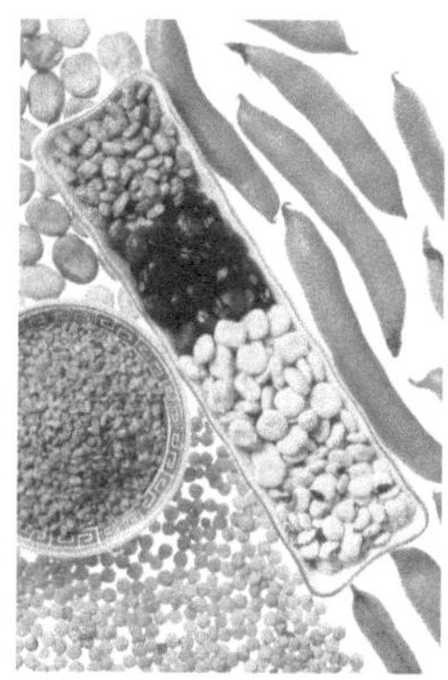

Leguminosas [i33]

A elaboração de uma lista de compras é um passo importante para implementar a mudança alimentar em doenças reumáticas no dia a dia. Em vez de apenas anotar alimentos, a lista deve considerar especificamente as refeições estabelecidas no planejamento semanal. Assim, garante-se que todos os ingredientes necessários para os pratos planejados estejam disponíveis e que compras espontâneas, potencialmente desfavoráveis, sejam evitadas. Uma lista de compras bem estruturada pode ser organizada por categorias de alimentos, facilitando o processo de compra e mantendo a clareza. Dessa forma, você encontrará os produtos desejados no supermercado mais rapidamente, dividindo a lista em categorias como frutas e vegetais, produtos refrigerados, alimentos secos e congelados. Ao elaborar a lista, certifique-se de que ela se adapte ao seu plano alimentar individual e às suas necessidades. Enquanto uma pessoa que prefere a mediterrane_ernaehrungsweise terá muitas frutas frescas, vegetais, leguminosas e grãos integrais em sua lista, alguém que se concentra em alimentos anti-inflamatórios priorizará peixes gordurosos, nozes e sementes [s75] [s76]. Além dos alimentos do planejamento semanal, itens básicos como especiarias, óleos e bebidas também devem constar na lista. Além disso, a lista de compras pode servir como base para a organização da geladeira e dos armários. Ao colocar os alimentos frequentemente utilizados em locais visíveis e de fácil acesso, você facilita a preparação das refeições e, assim, promove a adesão a longo prazo ao seu plano alimentar. Considerar produtos sazonais pode não apenas aumentar a variedade no cardápio, mas também economizar custos. Anote as quantidades na lista de compras para evitar excessos e desperdício de alimentos, garantindo ao mesmo tempo que haja ingredientes suficientes para toda a semana. Uma lista de compras bem pensada minimiza não apenas o tempo gasto no supermercado, mas também apoia a implementação de uma alimentação saudável e adequada às necessidades em doenças reumáticas.

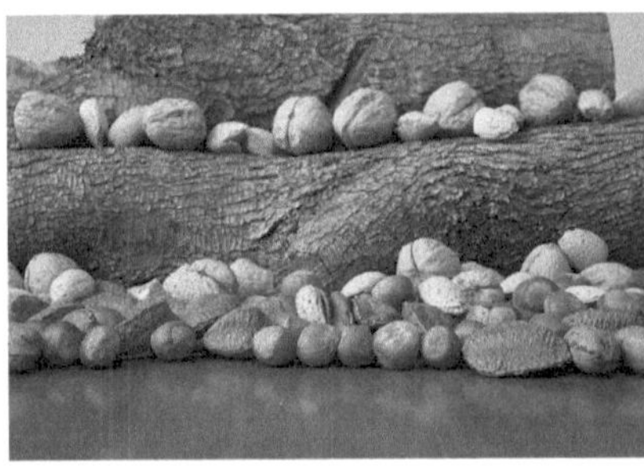

Nozes [i34]

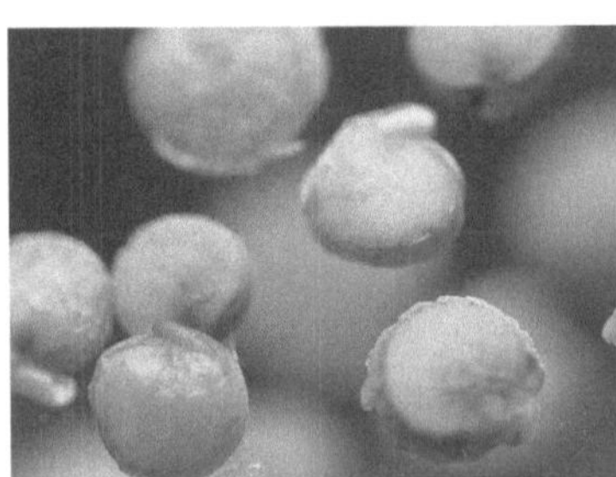

Produtos integrais [i35]

Bom saber

Alimentos anti-inflamatórios

Alimentos anti-inflamatórios como peixes gordurosos (salmão, cavala), nozes, sementes e frutas vermelhas contêm nutrientes que podem inibir processos inflamatórios no corpo. O consumo regular pode ajudar a aliviar as queixas reumáticas.

Distribuição da Dieta Anti-inflamatória

Visualizando a distribuição do grupo de alimentos para uma dieta anti-inflamatória.

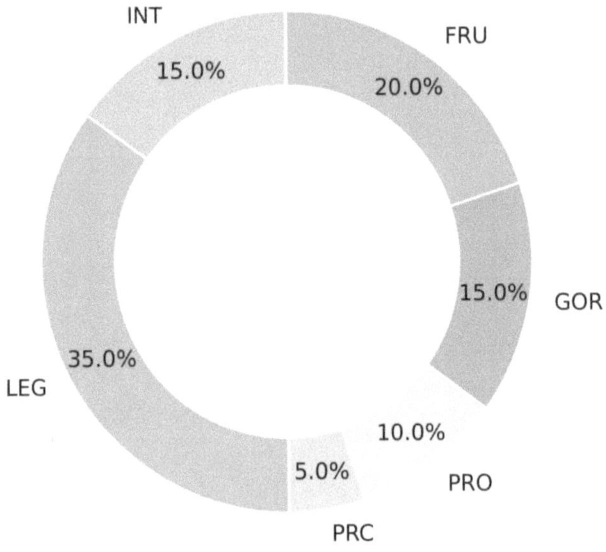

FRU: Frutas
GOR: Gorduras Saudáveis
INT: Grãos Integrais
LEG: Vegetais
PRC: Alimentos Processados/Açúcares Refinados
PRO: Proteína Magra

Este gráfico enfatiza a importância da variedade em uma dieta anti-inflamatória. Embora os vegetais representem uma porção significativa, concentrar-se em frutas, grãos integrais e gorduras saudáveis é crucial para uma nutrição equilibrada e para maximizar os potenciais benefícios anti-inflamatórios. As fontes de proteína magra contribuem moderadamente, garantindo a ingestão suficiente de proteínas sem consumo excessivo. Minimizar alimentos processados e açúcares refinados, como refletido em sua menor representação, é fundamental para controlar a inflamação.

Organizar o estoque

Organizar o estoque: Uma organização cuidadosa do estoque contribui significativamente para a implementação bem-sucedida do plano alimentar e pode reduzir o esforço na cozinha, especialmente durante crises de doença [s77]. Comece com um levantamento dos alimentos que você possui. Verifique as datas de validade e descarte produtos vencidos. Em seguida, você pode organizar os alimentos restantes por categorias, como grãos, enlatados, produtos secos ou congelados. Armazene os alimentos em recipientes transparentes e rotulados para manter a organização e facilitar a localização. Uma disposição clara na despensa – produtos frequentemente utilizados à mão, os raramente usados mais atrás – facilita o trabalho diário na cozinha. Complete seu levantamento com uma lista dos alimentos que você precisa regularmente e que atendem às suas necessidades nutricionais. Integre isso ao seu plano de compras para garantir que você tenha sempre ingredientes

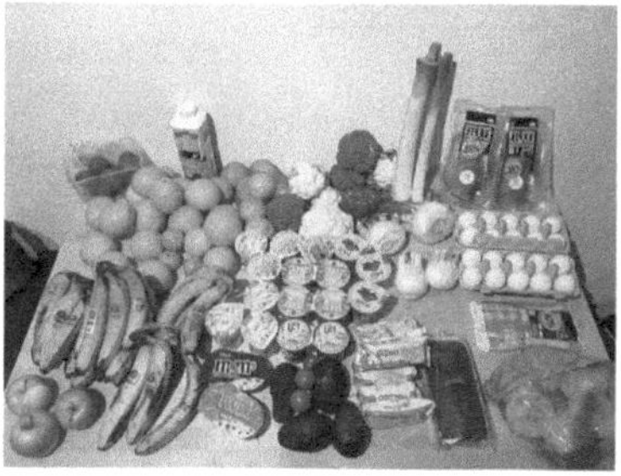

desperdício de alimentos [i36]

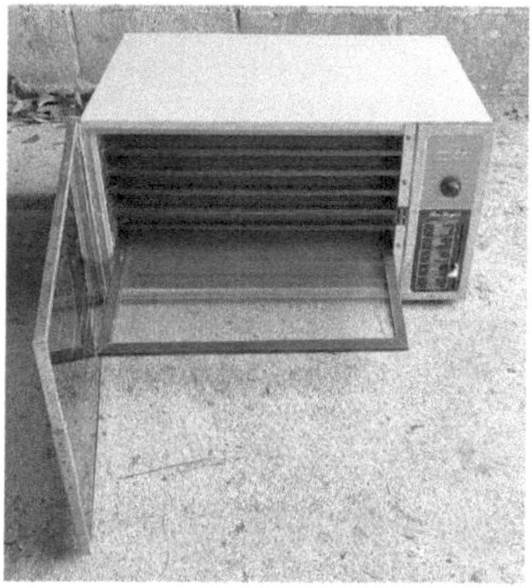

Produtos secos [i37]

suficientes para suas refeições. Assim, você evita c

planejadas e reduz o desperdício de alir
pessoas com doenças reumáticas, é e
aconselhável estocar alimentos que
preparados de forma rápida e fácil.
refeições nutritivas mesmo em dias
desconfortos [s77]. Uma seleção d
congelados, leguminosas pré-cozidas ou macarrão integra
preparação de uma refeição completa com mínimo esforç
grandes quantidades e congelar porções também pode
tempo e reduzir a carga em fases ativas da doença.

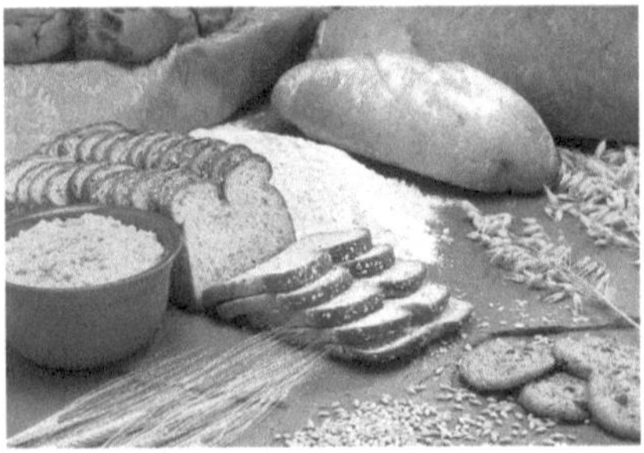

Produtos à base de cereais [i38]

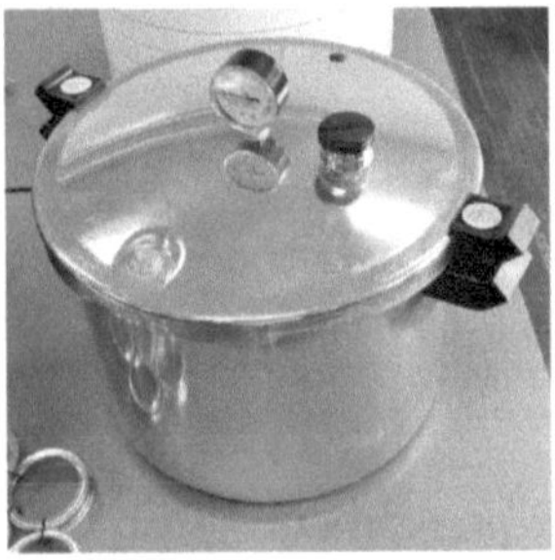

Conservas [i39]

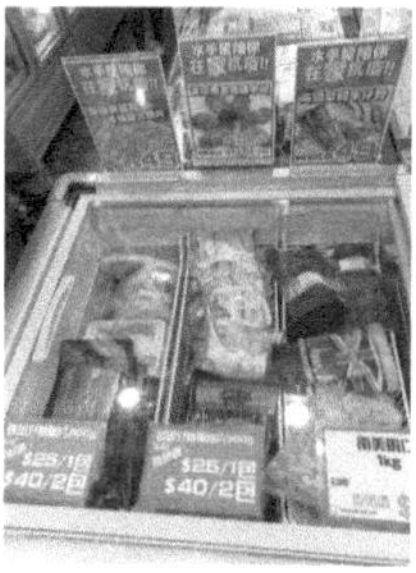

Comida congelada [i40]

Bom saber

Datas de validade

A verificação regular das datas de validade dos alimentos é importante para evitar alimentos estragados e garantir a segurança alimentar. No contexto da alimentação em doenças reumáticas, isso é especialmente relevante, pois um sistema imunológico enfraquecido pode reagir de forma mais vulnerável a alimentos estragados.

Levantamento

Um levantamento dos estoques de alimentos ajuda a manter o controle sobre os alimentos disponíveis e a evitar compras duplicadas. É o primeiro passo para otimizar o estoque e contribui para a redução do desperdício de alimentos. Em doenças reumáticas, ele apoia o planejamento de refeições que atendem às necessidades nutricionais individuais e que são rápidas e fáceis de preparar.

Inventário de Alimentos e Planejamento de Refeições para Dietas Anti-inflamatórias

Priorização de alimentos anti-inflamatórios com base na validade e quantidade necessária.

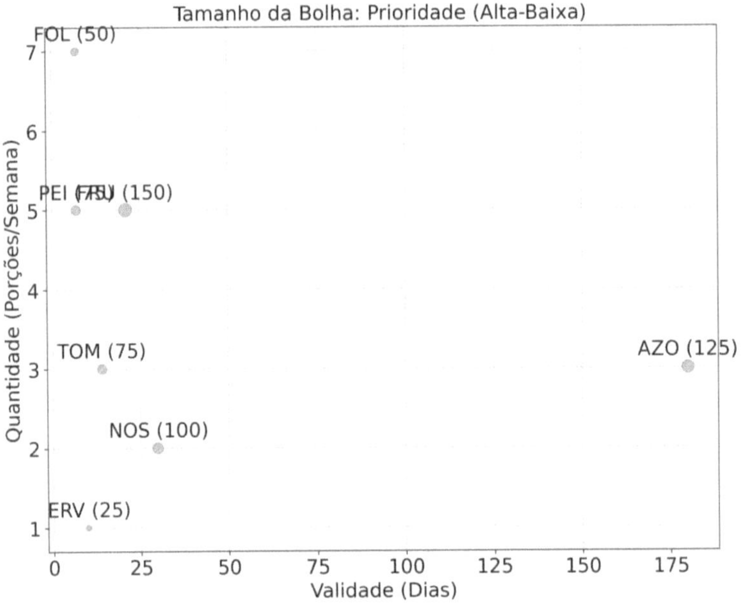

Blasengröße: Prioridade (Alta-Baixa)

AZO: Azeite	ERV: Ervas Frescas
FOL: Folhas Verdes	FRU: Frutas Congeladas
NOS: Nozes/Sementes	PEI: Peixe Fresco
TOM: Tomates	

Alimentos com maior validade e maiores quantidades necessárias são priorizados. Folhas verdes, embora importantes, exigem reabastecimento frequente devido à menor validade. Frutas congeladas oferecem um bom equilíbrio entre longa validade e alto valor nutricional. Priorizar alimentos como esses pode simplificar o planejamento das refeições e reduzir o desperdício de alimentos para indivíduos que seguem uma dieta anti-inflamatória.

Conselhos concretos

- Transforme o planejamento das suas refeições em uma experiência visual. Crie um mural com imagens de pratos que o inspirem.
- Apresente suas refeições de forma atraente, mesmo que você cozinhe apenas para si mesmo. O olho come junto e aumenta o prazer.
- Organize uma noite de culinária em grupo com amigos ou familiares que também estejam interessados em mudar a alimentação. Troque receitas e ideias.
- Participe de um curso de culinária focado em alimentação saudável. Aprenda novas formas de preparo e descubra alimentos desconhecidos.
- Embarque em uma jornada de descobertas culinárias. Experimente uma nova receita com ingredientes anti-inflamatórios a cada semana.
- Associe o planejamento das suas refeições a um belo ritual. Acenda uma vela, ouça sua música favorita ou arrume a mesa de forma especial.
- Integre o planejamento das suas refeições ao seu mundo digital. Utilize um aplicativo ou uma plataforma online para criar seus planos semanais e gerenciar listas de compras.
- Recompense-se por seus sucessos no planejamento das refeições. Permita-se, por exemplo, uma noite relaxante ou um pequeno presente.
- Transforme sobras em novos pratos. Assim, você evita o desperdício de alimentos e economiza tempo no planejamento das refeições.
- Planeje suas refeições de forma flexível. Deixe espaço para convites espontâneos ou eventos inesperados.

3. 3 Implementação no dia a dia

A implementação de uma dieta anti-inflamatória no dia a dia para doenças reumáticas apresenta muitos desafios. Desde a alimentação fora de casa até situações sociais e a gestão do estresse – muitos fatores influenciam a dieta e podem comprometer o sucesso. Este capítulo destaca os obstáculos típicos e oferece estratégias concretas para a implementação prática. Descubra como otimizar sua dieta de forma sustentável e melhorar sua qualidade de vida.

Planejamento prévio e decisões conscientes são a chave para uma mudança alimentar bem-sucedida, especialmente fora de casa, onde as tentações e porções maiores estão à espreita.

Alimentação fora de casa

A alimentação fora de casa representa uma situação especial em doenças reumáticas. Alimentos que promovem inflamações podem intensificar dores e rigidez. Portanto, uma escolha consciente dos pratos é importante. Pratos prontos e fast food frequentemente contêm ácidos graxos saturados e açúcar, que podem ter um efeito inflamatório. Em vez disso, opte por ingredientes frescos e pratos com muitos vegetais, frutas e grãos integrais. Estes fornecem vitaminas, minerais e antioxidantes essenciais que apoiam o corpo. O tamanho das porções também desempenha um papel: fora de casa, tende-se a escolher porções maiores. Peça porções menores ou compartilhe um prato com alguém. Planeje suas refeições com antecedência para evitar decisões espontâneas e não saudáveis. Leve consigo, entre outras opções, uma salada, palitos de vegetais com hummus ou um pão integral com fiambre magro para o trabalho ou em deslocamento. Assim, você mantém o controle sobre os ingredientes e tamanhos das porções. Isso é especialmente útil em compromissos ou passeios. A autoregulação é importante no dia a dia, especialmente fora de casa, onde distrações e fadiga podem dificultar ainda mais o autocontrole. Uma alta motivação intrínseca e a confiança em sua capacidade de tomar decisões saudáveis (autoeficácia) são fatores decisivos. Concentre-se em seus objetivos e visualize o efeito positivo de uma alimentação saudável em seu corpo e bem-estar.

Bom saber

Alimentação fora de casa

O planejamento das refeições com antecedência pode ajudar a manter o controle sobre a alimentação em doenças reumáticas, especialmente quando se come fora de casa. Isso permite a escolha de alimentos anti-inflamatórios e ajuda a evitar opções não saudáveis.

Autoeficácia

A autoeficácia descreve a crença de uma pessoa em sua capacidade de realizar com sucesso as ações desejadas. Em doenças reumáticas, a autoeficácia fortalece a confiança em lidar com mudanças alimentares no dia a dia e em alcançar efeitos positivos na saúde.

Autoregulação

Em doenças reumáticas, a autoregulação é crucial para a implementação das diretrizes alimentares no dia a dia. Ela ajuda a resistir a tentações e a tornar a mudança alimentar bem-sucedida a longo prazo. A autoregulação apoia a escolha consciente de alimentos e o controle das porções, o que é especialmente importante em doenças inflamatórias.

Motivação Intrínseca

A motivação intrínseca, ou seja, a motivação que vem de dentro, desempenha um papel importante na mudança alimentar a longo prazo. Ela ajuda a implementar a alimentação em doenças reumáticas de forma consistente e a estabelecer mudanças positivas no dia a dia.

Opções Anti-inflamatórias Adequadas para Comer Fora

Distribuição de opções de refeições adequadas ao comer fora com condições reumáticas.

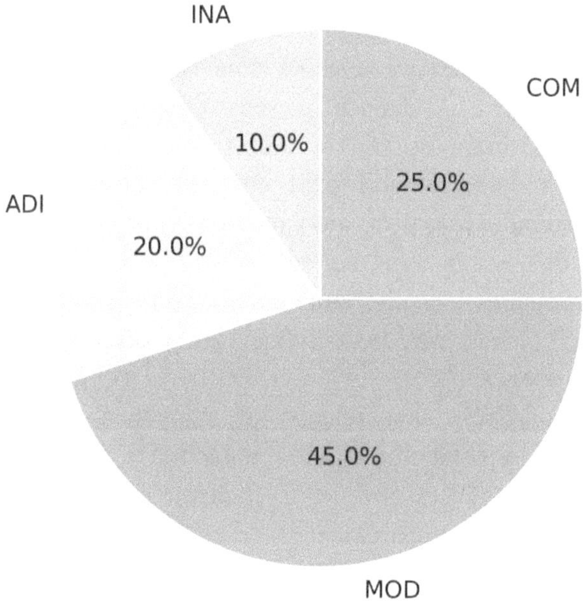

ADI: Adequado e Disponível Imediatamente

COM: Compromisso/Opções Limitadas

INA: Inadequado/Requer Alterações Extensas

MOD: Adequado com Modificações

Este gráfico destaca os desafios de manter uma dieta anti-inflamatória ao comer fora. Encontrar opções adequadas geralmente requer planejamento e seleção cuidadosos. Embora alguns restaurantes ofereçam opções anti-inflamatórias prontamente disponíveis, modificações ou concessões são frequentemente necessárias. Isso enfatiza a importância de estar preparado e informado sobre as opções do menu para gerenciar as condições reumáticas de forma eficaz.

Dominar situações sociais

A interação social é um aspecto importante na vida com uma doença reumática. Contatos sociais positivos promovem o bem-estar e podem apoiar o enfrentamento da doença [s78]. Um ambiente social estável pode fortalecer a resiliência em relação a estresses físicos e psicológicos [s79]. A isolamento social, por outro lado, pode ter efeitos negativos sobre o sistema imunológico e os processos inflamatórios [s78]. Portanto, cuide de suas relações com familiares e amigos. Uma conversa aberta sobre a doença e seus efeitos pode promover a compreensão e o apoio no dia a dia. A troca com outras pessoas afetadas também pode ser útil para compartilhar experiências e se motivar mutuamente. Grupos de autoajuda ou fóruns online oferecem a oportunidade de entrar em contato com pessoas em situações semelhantes. Contatos sociais têm um impacto positivo na saúde mental, o que, por sua vez, pode influenciar a percepção da dor e a atividade da doença [s79]. A relação com o médico também desempenha um papel: uma relação de confiança entre médico e paciente promove a colaboração ativa e facilita a implementação do plano de tratamento [s79]. Converse abertamente com seu médico sobre suas necessidades e preocupações para desenvolverem juntos a melhor estratégia de tratamento possível. Assim, vocês podem discutir quais ajustes no dia a dia são necessários para continuar participando de atividades sociais, apesar das queixas reumáticas. Acordos concretos podem ajudar a lidar com situações sociais de forma mais confiante.

Bom saber

Isolamento social

O isolamento social, ou a falta de contatos e interações sociais, pode levar a uma piora do curso da doença em doenças reumáticas. Pode enfraquecer o sistema imunológico e intensificar processos inflamatórios, o que pode impactar negativamente a mudança na dieta, devido à falta de motivação e apoio.

Relação médico-paciente

Uma relação de confiança entre médico e paciente é crucial para o sucesso da terapia nutricional em doenças reumáticas. A comunicação aberta e a tomada de decisões conjunta promovem a motivação do paciente e possibilitam uma adaptação individual das diretrizes nutricionais às necessidades pessoais e ao curso da doença.

Resiliência

Resiliência descreve a capacidade de se recuperar de reveses e manter uma sensação positiva de vida, mesmo diante de estresses, como uma doença reumática. Uma atitude resiliente pode ser promovida por estratégias específicas, como treinamento de atenção plena ou diálogos internos positivos, e apoia a implementação das diretrizes nutricionais no dia a dia.

Desafios com Dietas Anti-inflamatórias

Frequência de Situações Sociais Difíceis

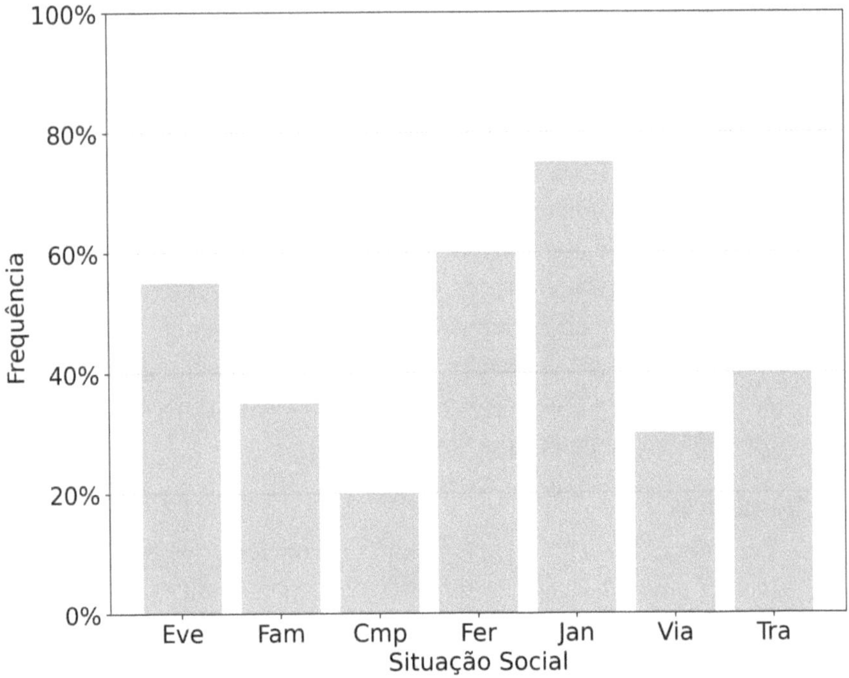

Cmp: Compras

Fam: Refeições Familiares

Jan: Jantar Fora

Via: Viagens

Eve: Eventos Sociais

Fer: Feriados

Tra: Almoços de Trabalho

Jantar fora apresenta o desafio mais significativo, seguido por reuniões de feriados e eventos sociais. Almoços de trabalho e refeições em família também apresentam dificuldades moderadas. Isso destaca a necessidade de estratégias para gerenciar essas situações enquanto adere às diretrizes dietéticas.

Gerenciamento do Estresse

O estresse influencia o curso das doenças reumáticas. Estresse Crônico pode intensificar processos inflamatórios e agravar a dor [s80]. Por outro lado, técnicas de relaxamento podem ajudar a reduzir hormônios do estresse e aumentar o bem-estar. Um aspecto importante do gerenciamento do estresse é o sono adequado. Distúrbios do sono aumentam a dor e a fadiga, o que, por sua vez, pode aumentar o estresse. Um horário de sono fixo e um ritmo de sono regular promovem um sono reparador. A atividade física também ajuda a reduzir o estresse e melhorar a qualidade do sono [s80]. Integre sessões regulares de exercícios – adaptadas às suas capacidades físicas – em sua rotina diária. Mesmo atividades moderadas como caminhadas, yoga ou natação podem ter efeitos positivos. Exercícios de atenção plena, como meditação ou técnicas de respiração, ajudam a pausar no dia a dia e a reduzir reações ao estresse. Encontre um método que funcione para você e pratique-o regularmente para se beneficiar a longo prazo dos efeitos positivos. Contatos sociais e emoções positivas também têm um efeito redutor do estresse [s80]. Cultive suas relações sociais e busque ativamente momentos de alegria no dia a dia. Um passeio com amigos, um banho relaxante ou a leitura de um bom livro – tudo isso pode ajudar a reduzir o estresse e melhorar o humor. Desenvolva

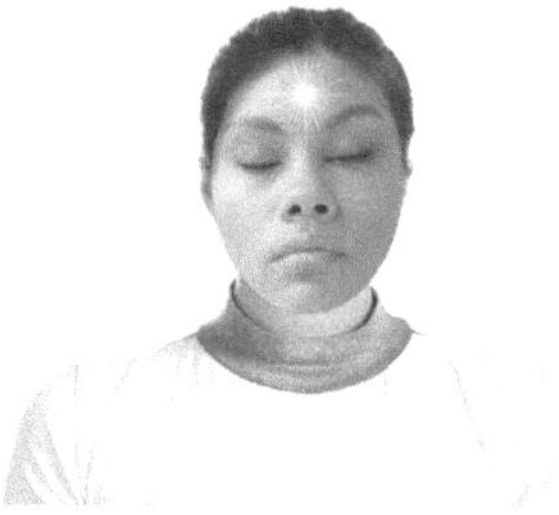

Meditação [i41]

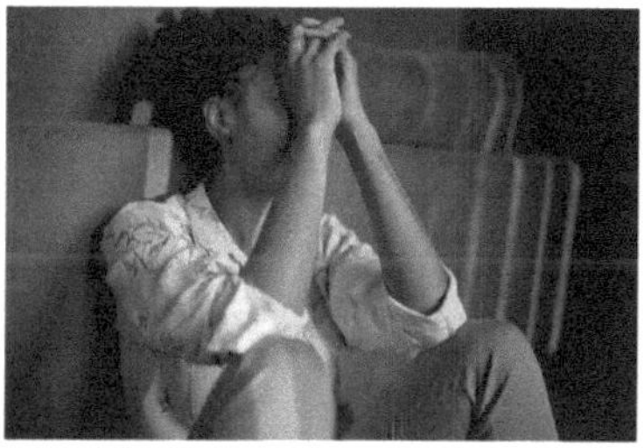

Reações ao estresse [i42]

estratégias individuais para o gerenciamento do estresse que se adequem ao seu estilo de vida e que sejam benéficas para você. Se o estresse persistir por um longo período ou se você se sentir sobrecarregado, busque apoio profissional de um terapeuta ou médico.

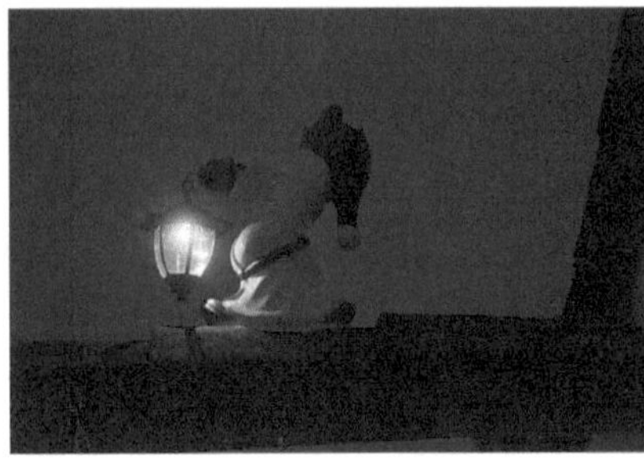

ritmo do sono [i43]

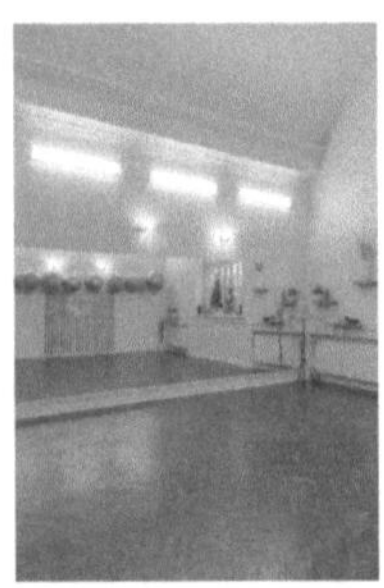

Ioga [i44]

Atividades Moderadas

Atividades físicas de intensidade moderada que estimulam a circulação, mas não sobrecarregam, como caminhadas, natação ou ciclismo. Elas são especialmente adequadas para pessoas com doenças reumáticas, a fim de manter a mobilidade e reduzir o estresse, sem sobrecarregar as articulações.

Estresse Crônico

Estresse persistente por um longo período que pode impactar negativamente o corpo e a saúde, especialmente através da intensificação de processos inflamatórios em doenças reumáticas.

Exercícios de Atenção Plena

Exercícios que direcionam a atenção para o momento presente, como meditação ou exercícios de respiração. Eles podem ajudar a reduzir o estresse, perceber melhor a dor e melhorar o manejo de doenças crônicas como o reumatismo.

Técnicas de Relaxamento

Métodos para reduzir o estresse e a tensão, como relaxamento muscular progressivo, treinamento autógeno ou yoga, que podem ajudar a aliviar a dor e a inflamação em doenças reumáticas.

Nível de Estresse vs. Hábitos Alimentares Saudáveis

Correlação entre o estresse percebido e a adesão a uma dieta anti-inflamatória.

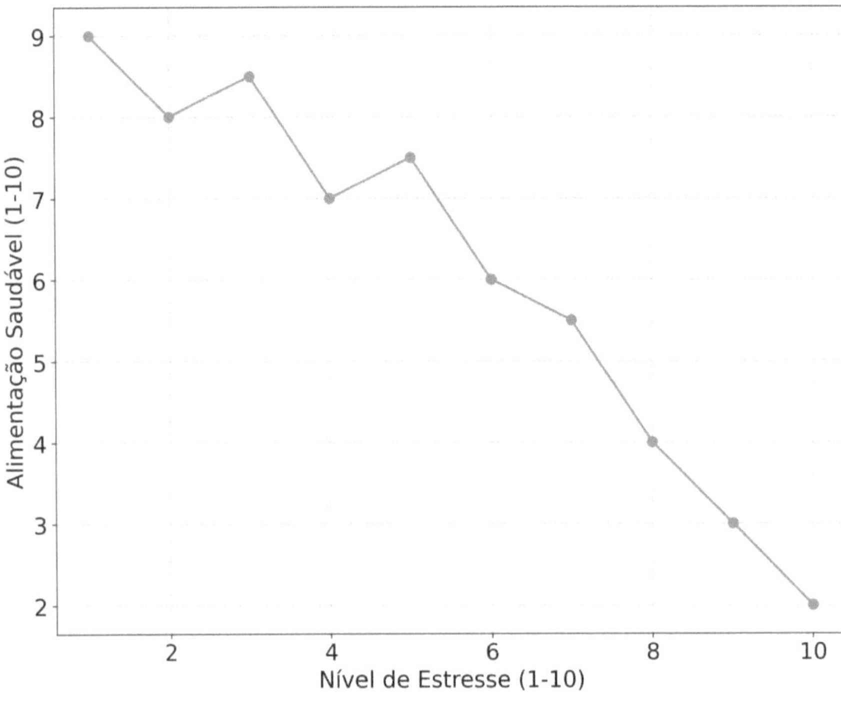

Este gráfico ilustra uma relação inversa entre os níveis de estresse e a adesão a uma dieta saudável e anti-inflamatória. À medida que o estresse aumenta, os hábitos alimentares saudáveis tendem a diminuir, potencializando a inflamação e os sintomas reumáticos. Isso destaca a importância das técnicas de gerenciamento do estresse, juntamente com mudanças na dieta, para o controle de doenças reumáticas.

Conselhos concretos

- Leve uma pequena caixa com seu azeite de tempero favorito para as visitas ao restaurante e refine seu prato com ele.
- Troque o pãozinho habitual na padaria por uma fatia de pão integral com abacate.
- Aproveite os tempos de espera para comprar alimentos frescos no supermercado para um jantar rápido.
- Combine com amigos para cozinhar juntos em vez de sair para comer. Você conhecerá novas receitas e controlará os ingredientes.
- Reproduza seu prato favorito em uma versão mais saudável. Por exemplo, substitua o creme de leite por leite de coco.
- Congele as sobras do almoço em porções. Assim, você sempre terá uma refeição saudável à mão quando precisar de algo rápido.
- Reserve um tempo na sua próxima compra para a seção de vegetais. Descubra variedades desconhecidas e deixe-se inspirar para novas receitas.
- Visite a feira e compre vegetais regionais e sazonais. Deixe-se seduzir pela oferta para pratos saudáveis e espontâneos.
- Torne seu carrinho de compras colorido. Quanto mais cores estiverem no carrinho, mais variada será a ingestão de nutrientes.
- Pendure uma lista de lanches saudáveis em um local visível na sua cozinha. Assim, você automaticamente fará a escolha certa durante ataques de fome.
- Prepare no domingo à noite uma grande porção de molho para salada para a semana. Assim, você economiza tempo e sempre terá uma base saudável para suas saladas.

Revisão - 3. Mudança prática na dieta

Uma mudança na alimentação em casos de doenças reumáticas pode ter um impacto positivo no seu bem-estar. O caminho até lá pode parecer desafiador no início, mas com uma abordagem estruturada e a atitude correta, você pode otimizar sua dieta passo a passo e, a longo prazo, beneficiar-se dos efeitos positivos. Comece com uma análise minuciosa dos seus hábitos alimentares atuais. Mantenha um diário alimentar, no qual você não apenas registre os alimentos e bebidas consumidos, mas também os métodos de preparo, quantidades, horários e sintomas associados. Complementar isso com um diário de sintomas pode ajudá-lo a identificar possíveis relações entre sua alimentação e suas queixas. Essa avaliação detalhada forma a base para a sua mudança alimentar individual.

Com base na sua análise, você pode agora elaborar um plano semanal realista. Considere suas preferências pessoais, intolerâncias e o conhecimento atual sobre alimentação anti-inflamatória. Por exemplo, você pode se orientar pela dieta mediterrânea, rica em frutas, vegetais, grãos integrais, leguminosas, nozes, azeite de oliva e peixe. Ao mesmo tempo, reduza o consumo de alimentos processados, bebidas açucaradas e alimentos com alto teor de sal. Uma lista de compras bem estruturada, baseada no seu plano semanal, ajudará você a comprar os alimentos necessários de forma direcionada e a evitar compras impulsivas não saudáveis. Organize seu estoque de forma que você tenha sempre os ingredientes certos à mão, especialmente alimentos de preparo rápido para dias com mais desconforto.

A mudança alimentar não se limita apenas ao seu lar. Mesmo ao comer fora, você pode manter seus objetivos alimentares em mente. Planeje com antecedência quais pratos escolher ou leve refeições preparadas por você. Em situações sociais, pode ser útil conversar abertamente com amigos e familiares sobre sua mudança alimentar, a fim de obter compreensão e apoio. O intercâmbio com outras pessoas afetadas em grupos de autoajuda ou fóruns online também pode oferecer dicas valiosas e motivação.

Lembre-se de que o estresse pode ter um impacto negativo nas doenças reumáticas. Portanto, integre estratégias eficazes de gerenciamento do estresse em sua rotina. Dormir o suficiente, exercitar-se regularmente, praticar técnicas de relaxamento como yoga ou meditação e ter uma rede social forte podem ajudá-lo a reduzir o estresse e aumentar seu bem-estar. Seja paciente consigo mesmo e celebre seus sucessos. Uma mudança alimentar é um processo que requer tempo e perseverança. Concentre-se em seus progressos e ajuste seu plano conforme necessário. A cada passo que você dá em direção a uma alimentação mais saudável, você investe em sua saúde e bem-estar.

4. Dieta autoimune

Você já se perguntou por que alguns alimentos pioram suas dores nas articulações, enquanto outros proporcionam alívio? A relação entre alimentação e doenças autoimunes é mais complexa do que se pensava há muito tempo - mas a pesquisa está fornecendo respostas cada vez mais claras. Nosso sistema imunológico reage imediatamente ao que colocamos em nossos pratos diariamente. Com o conhecimento adequado, é possível ajustar a dieta de forma direcionada para reduzir inflamações e apoiar o sistema imunológico. Neste capítulo, você descobrirá como otimizar sua alimentação passo a passo - para uma melhor qualidade de vida, apesar das queixas reumáticas.

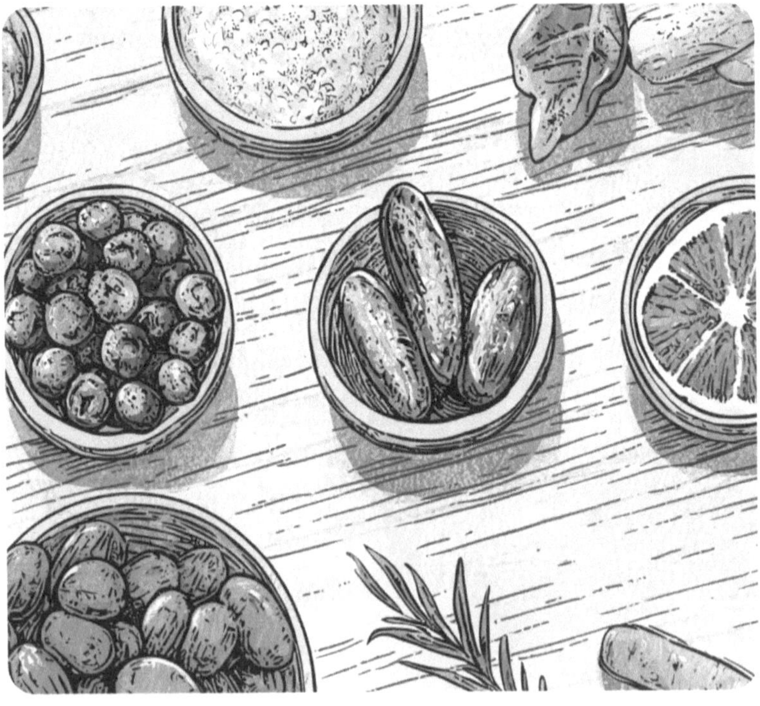

4. 1 Alimentos que fortalecem o sistema imunológico

Em doenças reumáticas, o sistema imunológico desempenha um papel decisivo. Uma alimentação direcionada pode apoiá-lo e, assim, influenciar inflamações e desconfortos. Esta seção ilumina a relação entre alimentação e sistema imunológico no contexto de doenças autoimunes e mostra como certos alimentos podem fortalecer a saúde intestinal e a defesa do corpo. Descubra o potencial de uma alimentação que fortalece o sistema imunológico e aprenda como você pode influenciar positivamente sua qualidade de vida.

Uma combinação direcionada de alimentos probióticos, fibras prebióticas e uma dieta rica em antioxidantes pode promover a saúde intestinal, fortalecer o sistema imunológico e, assim, reduzir inflamações em doenças reumáticas.

Alimentos probióticos

Alimentos probióticos contêm microorganismos vivos que, quando consumidos em quantidade suficiente, podem influenciar positivamente a flora intestinal [s81]. Para pessoas com doenças reumáticas, isso é especialmente relevante, uma vez que uma flora intestinal alterada (dysbiose) pode estar relacionada a processos inflamatórios [s82]. probiotika podem atuar por meio da modulação da resposta imunológica, da melhoria da função da barreira intestinal e da produção de ácidos graxos de cadeia curta com propriedades anti-inflamatórias [s81]. Assim, podem aumentar a produção de zytokine anti-inflamatórias e, ao mesmo tempo, reduzir a produção de citocinas pró-inflamatórias [s81]. Estudos mostram que certas cepas de probióticos podem aliviar os sintomas da artrite reumatoide e reduzir marcadores inflamatórios, como a proteína C-reativa altamente sensível (hscrp) no sangue [s83]. Uma diminuição do hs-CRP e do número de articulações dolorosas e inchadas foi observada [s84] [s83]. Os alimentos probióticos incluem produtos fermentados como iogurte, kefir, chucrute e kimchi. Um iogurte com culturas bacterianas vivas pode, quando consumido com um muesli rico em fibras, contribuir para uma dieta equilibrada [s85] [s82]. Embora os resultados sejam promissores, os efeitos clínicos dos probióticos na artrite reumatoide ainda não estão claros e requerem mais investigações [s83]. A eficácia pode também depender da cepa bacteriana específica, o que poderia explicar os resultados controversos de estudos anteriores [s85].

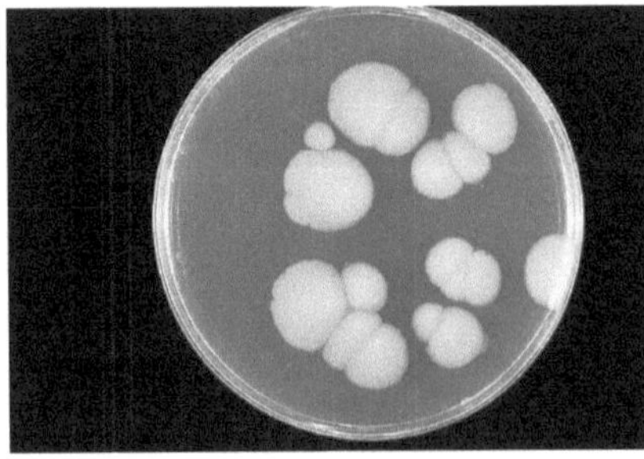

flora intestinal [i45]

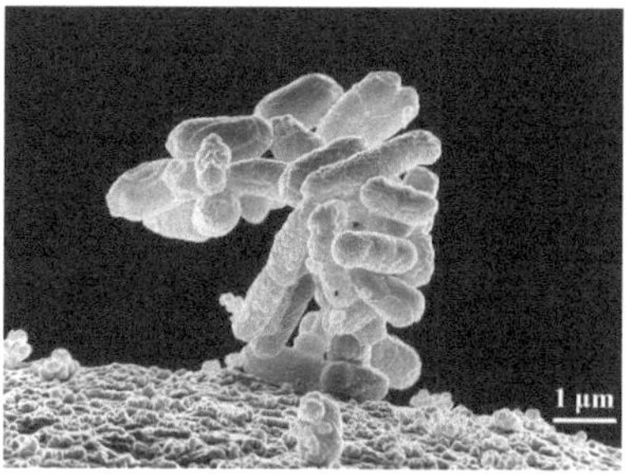

Microrganismos [i46]

Efeitos dos Alimentos Probióticos

Eficácia dos Probióticos na Inflamação

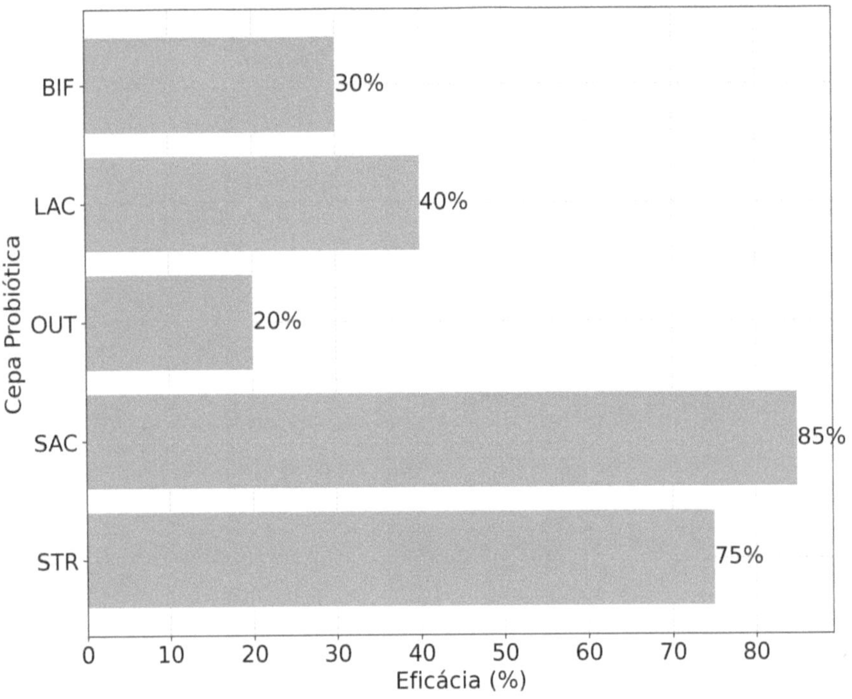

BIF: Bifidobacterium

LAC: Lactobacillus

OUT: Outras Cepas

SAC: Saccharomyces

STR: Streptococcus

As cepas de Lactobacillus e Bifidobacterium mostram os efeitos anti-inflamatórios mais promissores, potencialmente benéficos para o tratamento de condições reumáticas. Embora outras cepas também demonstrem algum impacto, sua eficácia parece menor em comparação com as duas principais.

Fibras prebióticas

Fibras prebióticas, componentes alimentares não digeríveis, servem como alimento para as bactérias benéficas no intestino, promovendo assim seu crescimento e atividade [s86]. Essa influência positiva na flora intestinal, também chamada de Eubiose, pode ter um efeito benéfico no sistema imunológico. As bactérias intestinais produzem, através da fermentação das prebióticas, ácidos graxos de cadeia curta como butirato, acetato e propionato. O butirato serve como fonte de energia para as células da mucosa intestinal, fortalecendo assim a função de barreira do intestino, o que, por sua vez, reduz a entrada de patógenos e substâncias indesejadas na corrente sanguínea. O acetato e o propionato, por outro lado, podem entrar na corrente sanguínea e alcançar outros órgãos, onde exercem efeitos anti-inflamatórios. Assim, as fibras prebióticas contribuem indiretamente para a regulação do sistema imunológico. Elas estão presentes em diversos alimentos, como alcachofra, chicória, cebolas, alho e alho-poró. Uma salada com chicória e cebolas, combinada com um vinagrete de azeite de oliva e vinagre de maçã, pode ser uma maneira saborosa de aumentar a ingestão diária de prebióticos. Certos fungos também contêm componentes prebióticos e substâncias bioativas que podem modular a função imunológica [s86]. A escolha direcionada de alimentos prebióticos pode influenciar positivamente a saúde intestinal e, consequentemente, o sistema imunológico.

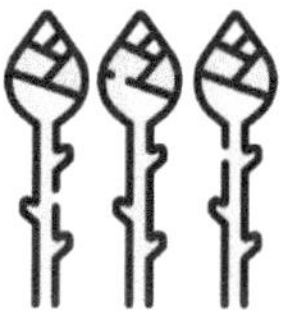

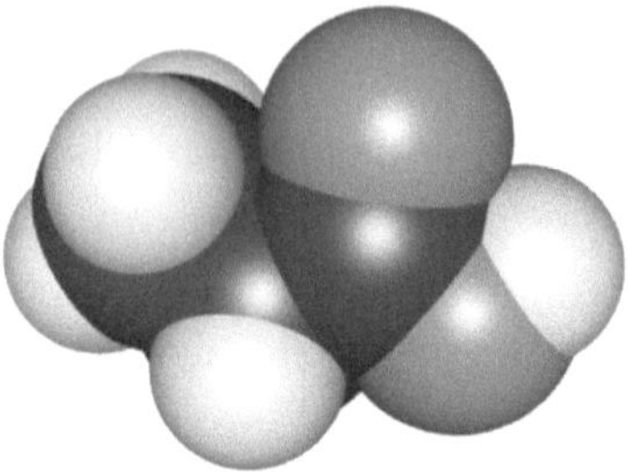

Propionato [i47]

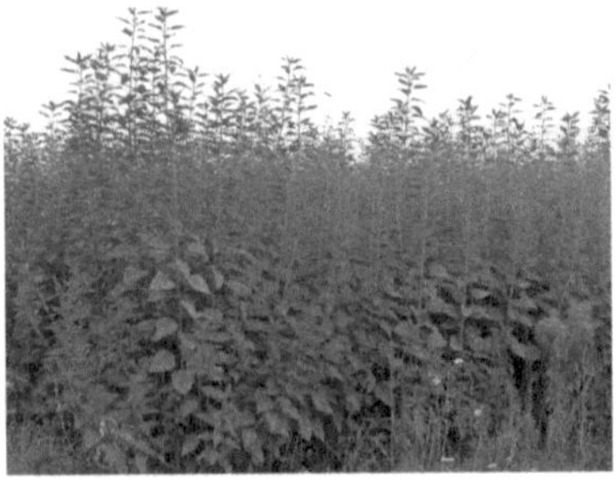

topinambur [i48]

Bom saber

Eubiose

Eubiose refere-se a um estado de equilíbrio da flora intestinal, onde bactérias benéficas dominam. Um equilíbrio eubiótico é importante para um sistema imunológico funcional e pode ajudar a reduzir processos inflamatórios no corpo que desempenham um papel em doenças reumáticas.

Fermentação

Fermentação é um processo metabólico em que microrganismos, como bactérias intestinais, decompõem substâncias orgânicas, neste caso, prebióticos. Isso resulta na formação de ácidos graxos de cadeia curta, que podem ter efeitos positivos na saúde intestinal e no sistema imunológico, sendo assim relevantes para doenças reumáticas.

Substâncias bioativas

Substâncias bioativas são nutrientes especiais que podem ter efeitos positivos na saúde além de sua função nutricional normal. No contexto de doenças reumáticas, por exemplo, podem ter efeitos anti-inflamatórios ou modular o sistema imunológico.

Conteúdo de Fibra Prebiótica em Alimentos Selecionados

Fibra para a Saúde Intestinal

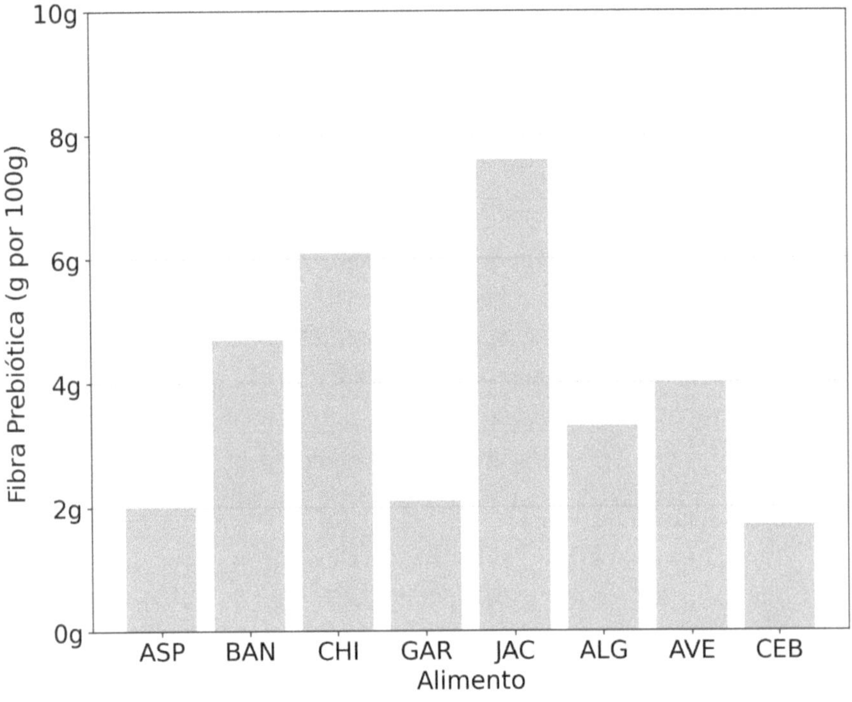

ALG: Alho-poró

AVE: Aveia (em flocos)

CEB: Cebola

GAR: Alho

ASP: Aspargo

BAN: Banana (verde)

CHI: Raiz de Chicória

JAC: Alcachofra de Jerusalém

Este gráfico destaca a variação significativa no conteúdo de fibra prebiótica entre alimentos comuns. Alimentos como alcachofra de Jerusalém, alho e cebola são fontes particularmente ricas, sugerindo seus benefícios potenciais para a saúde intestinal e, por extensão, para o controle da inflamação associada a condições reumáticas. A incorporação dessas opções ricas em fibras em uma dieta balanceada pode contribuir para um microbioma intestinal mais saudável.

Dieta rica em antioxidantes

Antioxidantes desempenham um papel importante na luta contra o oxidativem_stress, um desequilíbrio que pode levar a inflamações aumentadas e danos aos tecidos em doenças reumáticas [s87]. Uma dieta rica nessas substâncias protetoras pode ajudar a equilibrar esse desequilíbrio e apoiar as defesas naturais do corpo. Vários vitaminas, como C e E, bem como minerais, como selênio e zinco, atuam como antioxidantes e protegem as células contra danos causados por radicais livres [s88]. Esses radicais são gerados durante processos metabólicos, mas também por influências externas, como fumar ou radiação UV. Frutas e vegetais são particularmente ricos nesses micronutrientes. Por exemplo, frutas vermelhas, cítricos e vegetais de folhas verdes escuras fornecem altas quantidades de vitamina C, enquanto nozes e sementes são boas fontes de vitamina E. Além de vitaminas e minerais, substâncias vegetais secundárias, como carotenoides e polifenóis, também contribuem para a proteção antioxidante [s89]. Carotenoides conferem muitas frutas e vegetais suas cores vibrantes, desde a cenoura laranja até o tomate vermelho. Polifenóis são encontrados em uma variedade de alimentos vegetais, incluindo frutas, vegetais, grãos integrais, leguminosas, nozes e sementes [s90]. Eles não apenas promovem a saúde do microbioma intestinal, mas também têm propriedades anti-inflamatórias. Uma dieta rica em polifenóis apoia o crescimento de bactérias benéficas no intestino e pode, assim, influenciar positivamente a saúde intestinal [s90]. Uma salada colorida com diferentes tipos de vegetais, nozes e sementes, finalizada com um molho de azeite e limão, pode ser uma maneira saborosa de aumentar a ingestão diária de antioxidantes e, ao mesmo tempo, apoiar a flora intestinal. A suplementação com antioxidantes pode aumentar a capacidade antioxidante do corpo e reduzir marcadores de estresse oxidativo [s91]. Isso pode contribuir para a melhoria dos resultados clínicos em pacientes com artrite reumatoide [s91]. No entanto, a ingestão de suplementos deve sempre ser discutida com um médico para excluir possíveis interações com medicamentos ou efeitos colaterais indesejados. Uma dieta equilibrada e variada, rica em frutas, vegetais, grãos integrais, nozes e sementes, representa a melhor base para uma adequada ingestão de antioxidantes. Através da seleção cuidadosa de alimentos ricos em antioxidantes, o estresse oxidativo pode ser reduzido e, assim, a inflamação pode ser combatida, o que pode ter um efeito positivo no curso da doença [s87]. Portanto, uma mudança na dieta em direção a uma alimentação rica em antioxidantes pode ser um passo importante para melhorar a qualidade de vida em doenças reumáticas.

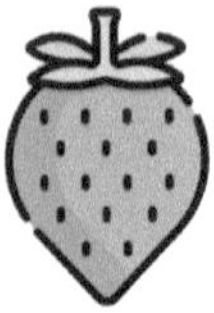

Bom saber

Microbioma intestinal

O microbioma intestinal, também conhecido como flora intestinal, consiste em trilhões de bactérias no intestino. Um microbioma intestinal saudável desempenha um papel importante no sistema imunológico e na saúde geral. Polifenóis podem promover o crescimento de bactérias benéficas no intestino.

Micronutrientes

Micronutrientes como vitaminas e minerais são essenciais para o corpo e desempenham um papel importante no sistema imunológico. Eles estão envolvidos em muitos processos metabólicos e ajudam a combater doenças. Uma ingestão adequada de micronutrientes é especialmente importante em doenças reumáticas.

Substâncias vegetais secundárias

Substâncias vegetais secundárias, como carotenoides e polifenóis, estão presentes em alimentos vegetais e possuem propriedades antioxidantes e anti-inflamatórias. Elas podem apoiar o sistema imunológico e proteger o corpo contra danos causados por radicais livres.

Suplementação

Suplementação refere-se à ingestão de suplementos alimentares para aumentar a ingestão de determinados nutrientes. Em doenças reumáticas, a suplementação com antioxidantes, em consulta com um médico, pode ser útil para compensar deficiências e aumentar a capacidade antioxidante.

Alimentos Ricos em Antioxidantes para Condições Reumáticas

Conteúdo antioxidante e biodisponibilidade de alimentos benéficos para condições reumáticas.

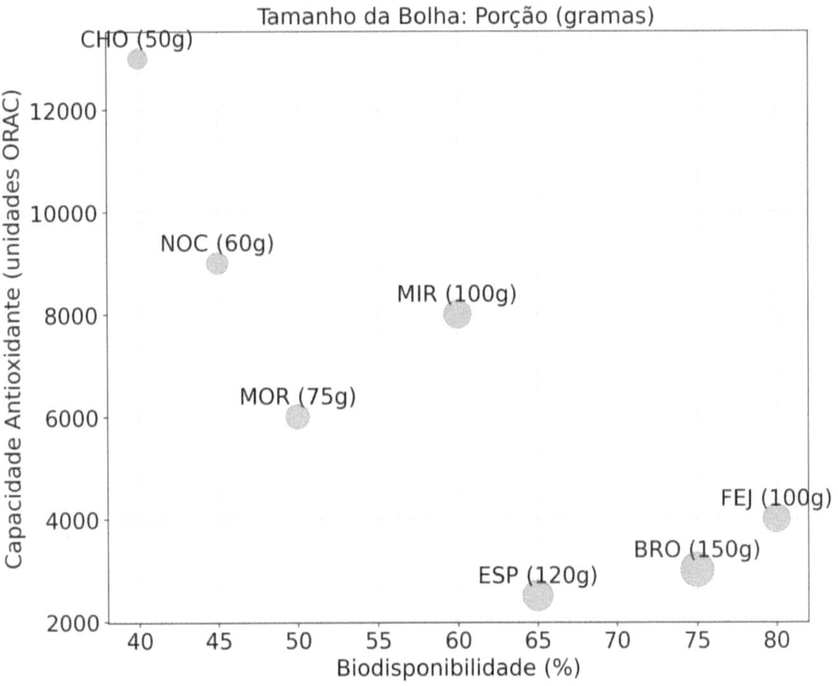

Blasengröße: Porção (gramas)

BRO: Brócolis

CHO: Chocolate Amargo

ESP: Espinafre

FEJ: Feijão

MIR: Mirtilos

MOR: Morangos

NOC: Nozes

Frutas vermelhas e chocolate amargo exibem alta capacidade antioxidante, apesar da biodisponibilidade moderada. Vegetais crucíferos oferecem um bom equilíbrio, enquanto as leguminosas fornecem antioxidantes substanciais com biodisponibilidade relativamente alta. Isso sugere a priorização de uma ingestão diversificada para máximo benefício.

Conselhos concretos

- Desenvolva um paladar para a fermentação: experimente fazer água kefir ou kombucha e enriqueça seu cardápio com diversas bebidas probióticas.
- Aperfeiçoe seus pratos de legumes com kimchi caseiro. Varie os ingredientes e descubra novos sabores.
- Integre alimentos probióticos em pratos incomuns. Por exemplo, refine suas sopas com uma colher de pasta de miso ou adicione kefir ao seu smoothie.
- Aposte na diversidade da fermentação: combine diferentes alimentos fermentados em uma refeição para aumentar a variedade de bactérias benéficas.
- Crie um "calendário de fermentação". Planeje quais alimentos probióticos você deseja preparar e consumir em cada semana.
- Seque legumes fermentados para preservá-los por mais tempo e usá-los como cobertura crocante para saladas ou sopas.
- Asse legumes de raiz como pastinacas ou cenouras e refine-os antes de servir com um pouco de vinagre de maçã. Isso apoia a saúde intestinal e confere um toque especial aos pratos.
- Prepare um chutney probiótico de gengibre fermentado e frutas. Ele combina perfeitamente com aves ou peixes.
- Amplie seu café da manhã: misture iogurte natural com maçãs raladas, nozes e uma colher de chucrute caseiro.
- Misture um smoothie verde com espinafre, banana e um toque de suco de legumes fermentados. Isso fornece nutrientes valiosos e apoia sua flora intestinal.

4. 2 Estratégias de eliminação

As estratégias de eliminação ajudam a identificar alimentos que agravam as queixas reumáticas. A exclusão e reintrodução sistemática de alimentos revela intolerâncias individuais e permite uma mudança alimentar direcionada. Isso pode não apenas influenciar a atividade da doença, mas também reduzir a necessidade de medicamentos. No entanto, o processo requer um planejamento cuidadoso e a observação das reações do corpo. Nem todos os alimentos têm o mesmo efeito em cada pessoa. Dietas de eliminação bem-sucedidas consideram as necessidades individuais e possibilitam uma alimentação a longo prazo que seja tolerável. Descubra a seguir como otimizar sua alimentação e melhorar sua qualidade de vida por meio de estratégias de eliminação direcionadas.

A reintrodução sistemática de alimentos após uma fase de eliminação é crucial para identificar gatilhos individuais e estabelecer uma dieta orientada para os sintomas que seja tolerável a longo prazo.

Projetar a fase de eliminação

A elaboração da fase de eliminação em doenças reumáticas visa identificar alimentos que agravam os sintomas da doença. Através da exclusão sistemática, podem ser reveladas potenciais intolerâncias ou alergias [s92] [s93]. Alguns pacientes relatam melhorias após a exclusão de laticínios, embora seu benefício para a saúde seja amplamente reconhecido [s92]. O mesmo se aplica ao gluten: uma dieta sem glúten pode oferecer vantagens, mas a evidência científica não é conclusiva [s92]. A eliminação deve se concentrar em alimentos que atuam como antígenos e podem desencadear inflamações [s94]. Para comparação: remove-se intencionalmente componentes suspeitos de ativar o sistema imunológico e, assim, influenciar a rheumatoide_arthritis [s93]. No entanto, a fase de eliminação não deve ser realizada de forma arbitrária. Uma dieta à base de plantas pode ter efeitos positivos devido aos seus antioxidantien e à influência na flora intestinal [s92]. O jejum pode proporcionar alívio a curto prazo, mas os efeitos a longo prazo são incertos [s92]. É importante observar a reação individual do corpo. Nem todos os alimentos têm o mesmo efeito em todos os pacientes; a eliminação de certos grupos alimentares não necessariamente traz o sucesso desejado para todos os afetados [s92]. Após a fase de eliminação, segue-se a reintrodução gradual dos alimentos. Comece com alimentos que provavelmente não causarão reações e, em seguida, integre alimentos potencialmente problemáticos [s94]. Esse processo permite a identificação direcionada de gatilhos e o desenvolvimento de uma dieta individual, tolerável a longo prazo [s94]. A eliminação consistente de alimentos que promovem a inflamação pode ajudar a reduzir a atividade da doença e possivelmente diminuir a necessidade de certos medicamentos [s94] [s93].

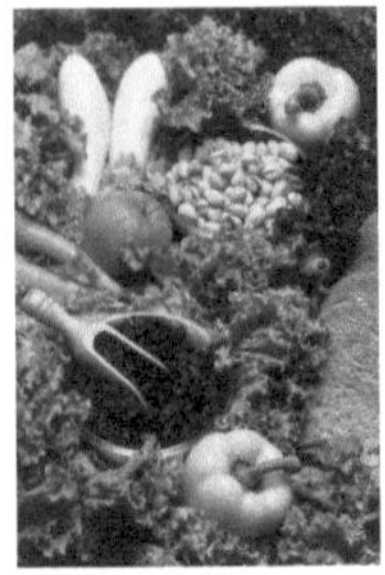

Dieta vegetal [i49]

Nível de Inflamação Durante a Dieta de Eliminação

Nível hipotético de inflamação durante uma dieta de eliminação.

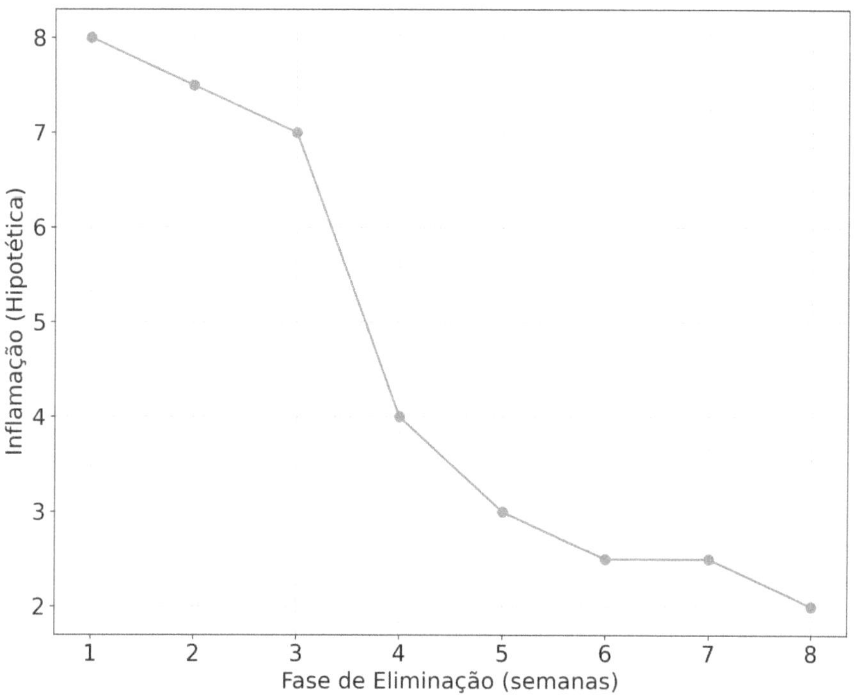

O gráfico mostra uma tendência geral de queda nos níveis de inflamação à medida que os alimentos potencialmente inflamatórios são eliminados. O platô inicial sugere um período em que o impacto da eliminação do primeiro grupo de alimentos está sendo observado. A queda mais acentuada indica uma possível identificação de um grupo de alimentos desencadeador importante. O platô final sugere que a maioria dos alimentos desencadeadores foram identificados e removidos da dieta, levando a um nível de inflamação mais estável e baixo. As respostas individuais podem variar.

Encontrar produtos substitutos

Encontrar produtos substitutos adequados durante uma dieta de eliminação em doenças reumáticas requer um planejamento cuidadoso e a adaptação da dieta habitual. O objetivo é substituir alimentos que são suspeitos de promover inflamações ou agravar os sintomas por alternativas equivalentes, sem correr o risco de deficiências nutricionais. Um foco está na troca de ingredientes que frequentemente causam alergias ou intolerâncias. Por exemplo, produtos de grãos convencionais podem ser substituídos por variantes sem glúten. Entre as opções estão arroz, milho, quinoa ou painço como base para pães, massas e produtos de confeitaria. O leite de vaca também pode ser substituído por alternativas vegetais, como leite de soja, amêndoa ou aveia, prestando atenção ao conteúdo nutricional e possíveis aditivos. Ao escolher produtos substitutos, é aconselhável verificar cuidadosamente a lista de ingredientes. Muitas vezes, produtos industrializados contêm aditivos, açúcar ou gorduras não saudáveis, que podem diminuir os benefícios à saúde. Substituir alimentos altamente processados por produtos frescos e naturais pode não apenas ajudar no controle dos sintomas em doenças reumáticas, mas também promover a saúde geral. Outro aspecto diz respeito ao doce. Em vez de açúcar refinado, podem ser utilizados adoçantes naturais, como mel, xarope de bordo ou stevia, para atender à necessidade de doces e, ao mesmo tempo, reduzir o consumo de açúcar industrial. Mesmo em produtos de panificação, ingredientes não saudáveis podem ser substituídos por alternativas mais saudáveis. Por exemplo, fibras de várias fontes, como frutas, vegetais ou grãos integrais, podem melhorar as propriedades nutricionais dos produtos de panificação e, ao mesmo tempo, influenciar a textura e o sabor. Através da troca consciente de alimentos e ingredientes, uma dieta de eliminação pode ser personalizada e integrada a longo prazo na rotina diária.

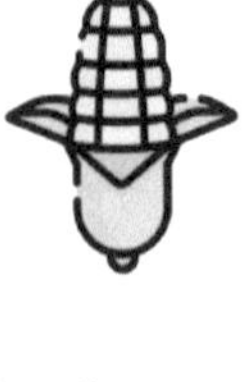

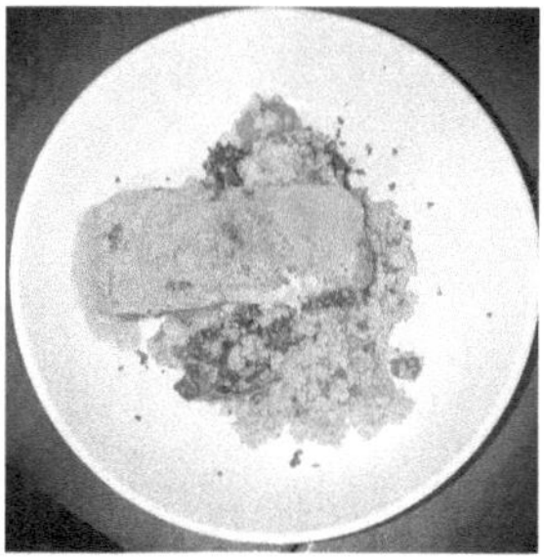

Quinoa [i50]

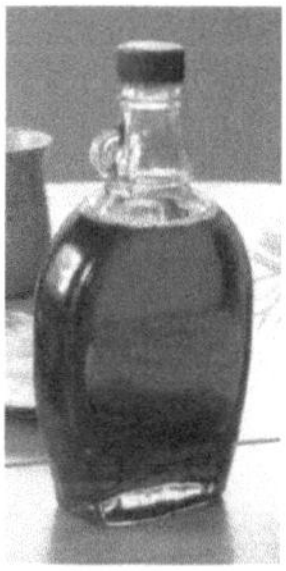

Xarope de ácer [i51]

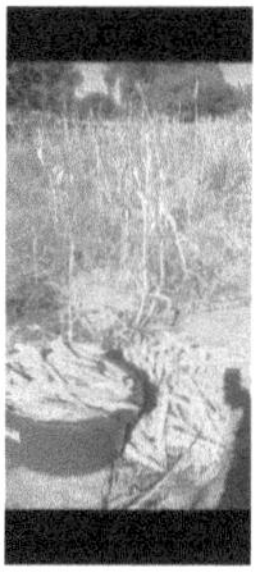

Milho miúdo [i52]

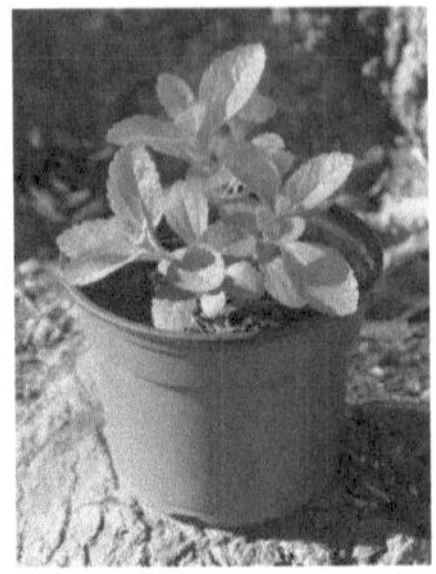

Stévia [i53]

Bom saber

Quinoa

Um pseudocereal sem glúten, rico em proteínas e vários nutrientes, que pode servir como alternativa a produtos de grãos convencionais durante uma dieta de eliminação. Pode ajudar a fornecer ao corpo nutrientes importantes enquanto evita alimentos potencialmente problemáticos.

Glúten

Uma mistura de proteínas encontrada em muitos tipos de grãos que pode causar desconforto em algumas pessoas com doenças reumáticas. No contexto de uma dieta de eliminação, o glúten é frequentemente excluído por um certo período para observar seus efeitos nos sintomas.

Stevia

Um adoçante natural derivado da planta de stevia. A stevia não contém calorias e não afeta os níveis de açúcar no sangue, tornando-se uma alternativa adequada ao açúcar refinado para pessoas com doenças reumáticas, especialmente aquelas que precisam controlar seu peso ou que sofrem de diabetes.

Alternativas à Dieta de Eliminação

Proporção de substituições comuns de alimentos anti-inflamatórios.

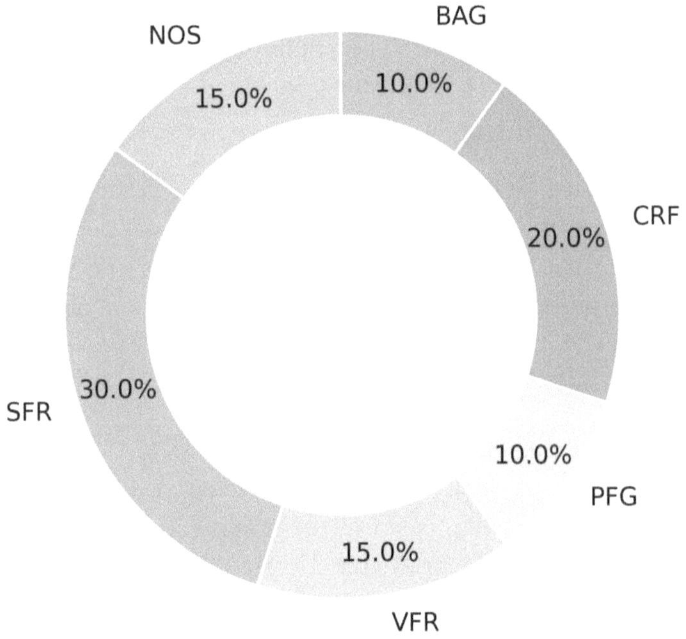

BAG: Bagas

NOS: Nozes e Sementes

SFR: Solanáceas (a substituir)

CRF: Vegetais Crucíferos

PFG: Peixes Gordos

VFR: Vegetais Folhosos

Este gráfico visualiza possíveis substituições dentro de uma dieta de eliminação para doenças reumáticas. Embora os vegetais da família das solanáceas representem uma porção significativa que precisa ser substituída, é importante considerar a variedade de alternativas disponíveis em todos os grupos alimentares para garantir uma dieta equilibrada e nutritiva. Isso enfatiza a necessidade de substituições diversas em vez de depender demais de qualquer alternativa única.

Planejamento da reintrodução

Após a fase de eliminação, na qual alimentos potencialmente problemáticos foram identificados, inicia-se a reintrodução gradual. Essa abordagem sistemática permite reconhecer os gatilhos individuais para as queixas reumáticas e desenvolver uma dieta que seja tolerável a longo prazo [s95] [s96]. Um plano estruturado é útil nesse processo. Os alimentos podem ser agrupados com base na suposta tolerância [s96]. Comece com alimentos que você mais gosta ou que espera causar poucas reações [s96]. Em seguida, integre gradualmente alimentos com maior potencial de risco, como aqueles que causaram desconforto durante a fase de eliminação [s95]. É aconselhável manter um intervalo de tempo entre as reintroduções, cerca de duas semanas, para poder atribuir claramente quaisquer reações a um alimento específico [s97]. Se, após o consumo de um alimento, surgirem sintomas intensificados dentro de duas a 48 horas, esse alimento deve ser retirado do cardápio por pelo menos sete dias [s95]. A duração dessa fase de teste é individual e depende do progresso pessoal e da melhoria dos sintomas [s98]. Embora a reintrodução possa ser demorada, ela leva a resultados positivos a longo prazo e a uma mudança alimentar sustentável, baseada nas necessidades individuais [s96]. As descobertas da fase de reintrodução formam a base para uma dieta orientada por sintomas duradoura e podem contribuir para uma melhoria significativa na qualidade de vida. Por exemplo, a experiência de que produtos lácteos, após sua reintrodução, levam a uma piora dos sintomas pode solidificar a decisão por uma dieta de baixo teor de laticínios ou dieta livre de laticínios a longo prazo [s97]. Essa abordagem permite uma adaptação individual da dieta e, assim, promove o bem-estar pessoal.

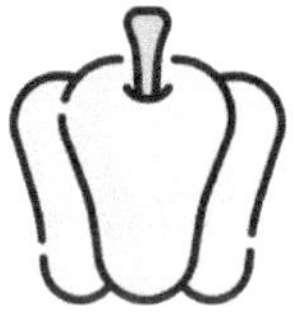

Dieta livre de laticínios

A completa abstinência de produtos lácteos. Esta forma de dieta é especialmente adequada para pessoas com intolerância à lactose ou alergia à proteína do leite, que podem estar relacionadas a queixas reumáticas.

Dieta orientada por sintomas

Uma forma de alimentação que é ajustada às reações individuais do corpo a certos alimentos. O objetivo é aliviar os sintomas da doença reumática através da exclusão de alimentos gatilho.

Gatilho

Alimentos ou outros fatores que podem desencadear ou agravar queixas reumáticas são identificados e evitados no contexto da dieta de eliminação, a fim de reduzir as reações inflamatórias no corpo.

Fases de Reintrodução de Alimentos

Distribuição proporcional do tempo gasto em cada fase de reintrodução.

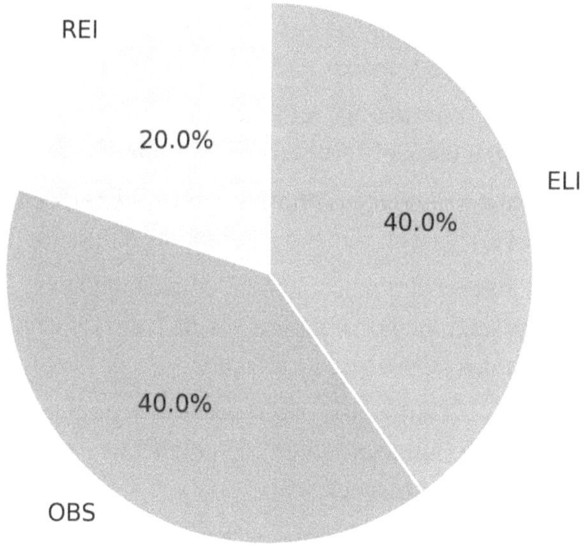

- ELI: Fase de Eliminação (4-6 semanas)
- OBS: Fase de Observação (2-3 dias/alimento)
- REI: Fase de Reintrodução (Gradual)

A maior parte do tempo é dedicada à fase de observação após a reintrodução, enfatizando a importância de monitorar a resposta do corpo aos alimentos reintroduzidos. A fase de eliminação inicial também é substancial, destacando o compromisso necessário para identificar alimentos desencadeadores. A reintrodução em fases leva um tempo comparativamente mais curto, sugerindo um processo cuidadoso e gradual.

Conselhos concretos

- Refine sua estratégia de eliminação mantendo um diário alimentar e anotando quando e quão intensos são seus sintomas.
- Crie uma "lista de suspeitas" pessoal de alimentos, classificando-os em três categorias com base em suas observações: "inofensivos", "questionáveis" e "críticos".
- Elimine inicialmente apenas os alimentos da categoria "críticos" por pelo menos quatro semanas e observe seus sintomas.
- Após a fase de eliminação, reintroduza os alimentos da categoria "críticos" um a um e observe sua reação por dois dias.
- Siga o mesmo princípio ao reintroduzir os alimentos da categoria "questionáveis", assim que tiver testado os alimentos "críticos".
- Durante a fase de eliminação, altere conscientemente seus métodos de preparo. Cozinhe no vapor em vez de fritar os vegetais para testar a influência dos sabores de torrefação.
- Concentre-se em alimentos não processados durante a fase de eliminação. Isso reduz o número de potenciais gatilhos e facilita o reconhecimento de reações.
- Aproveite a fase de eliminação para recalibrar suas papilas gustativas. Evite alimentos muito temperados para perceber as sutilezas dos sabores naturais novamente.
- Durante a eliminação, integre conscientemente alimentos com diferentes texturas para observar a influência da consistência dos alimentos em seus sintomas.

4. 3 Suplementação nutricional

Uma alimentação adequada para doenças reumáticas frequentemente requer uma suplementação nutricional direcionada. A suplementação ideal considera fatores individuais como a doença, medicação e hábitos alimentares. Recomendações generalizadas não são eficazes, uma vez que tanto os benefícios quanto os riscos dos suplementos nutricionais variam. Além da escolha dos nutrientes corretos, a biodisponibilidade, ou seja, a absorção e utilização no corpo, desempenha um papel crucial. Vários fatores, como o tipo de processamento dos alimentos e a combinação de nutrientes, influenciam isso. Descubra neste capítulo como otimizar a ingestão de nutrientes em doenças reumáticas e quais suplementos podem ser adequados para a sua situação individual.

Uma terapia nutricional direcionada em doenças reumáticas requer a consideração individual da doença, do curso da doença, da medicação, dos hábitos alimentares, das intolerâncias alimentares e da biodisponibilidade dos nutrientes.

Determinação das necessidades

A determinação das necessidades de suplementos nutricionais para doenças reumáticas requer uma abordagem diferenciada que vai além das recomendações gerais. A suplementação generalizada não é eficaz. Em vez disso, a situação individual do paciente deve estar em primeiro plano. Isso inclui a consideração da doença específica, do curso atual da doença, da medicação existente e dos hábitos alimentares [s99]. Por exemplo, em pacientes que tomam glucocorticoides, pode ser necessária uma otimização da ingestão de cálcio e vitamina D para prevenir danos ósseos [s100]. Recomenda-se uma ingestão diária de 1000–1200 mg de cálcio e 600–800 UI de vitamina D [s100]. A ingestão de proteínas também deve ser ajustada: 1,0–1,5 g por kg de peso corporal por dia para pacientes sem doença renal crônica, 0,6 g por kg de peso corporal em caso de doença renal crônica em estágio 3–5 [s100]. Além da medicação, as formas de alimentação também influenciam as necessidades. O jejum ou uma dieta vegana podem afetar os sintomas da artrite reumatoide [s99]. O mesmo se aplica à dieta mediterrânea, rica em ácidos graxos insaturados e antioxidantes [s99]. A função de probióticos e simbióticos na artrite reumatoide também está sendo discutida [s99]. Em doenças reumáticas inflamatórias, a suplementação com ácidos graxos ômega-3 de fontes animais, em uma dosagem superior a 2 g por dia, pode influenciar positivamente a atividade da doença [s101]. No entanto, uma melhora é esperada apenas após pelo menos três meses [s101]. Doses altas (> 2 g/dia) mostram melhorias em vários parâmetros da doença, enquanto doses baixas (< 2 g/dia) reduzem principalmente os níveis de CRP [s101]. Além desses aspectos, é importante identificar potenciais intolerâncias alimentares e seu impacto nos sintomas da doença [s99]. A redução de alimentos ultraprocessados e uma ingestão de sódio inferior a 1500 mg por dia podem atenuar os efeitos metabólicos da terapia com glucocorticoides ou reduzir o risco de hipertensão [s100]. Em última análise, a adaptação individual da dieta, considerando todos os fatores, é crucial para uma terapia nutricional bem-sucedida [s99] [s100].

Deficiências Nutricionais Comuns em Doenças Reumáticas

Comparação da prevalência de deficiência de nutrientes

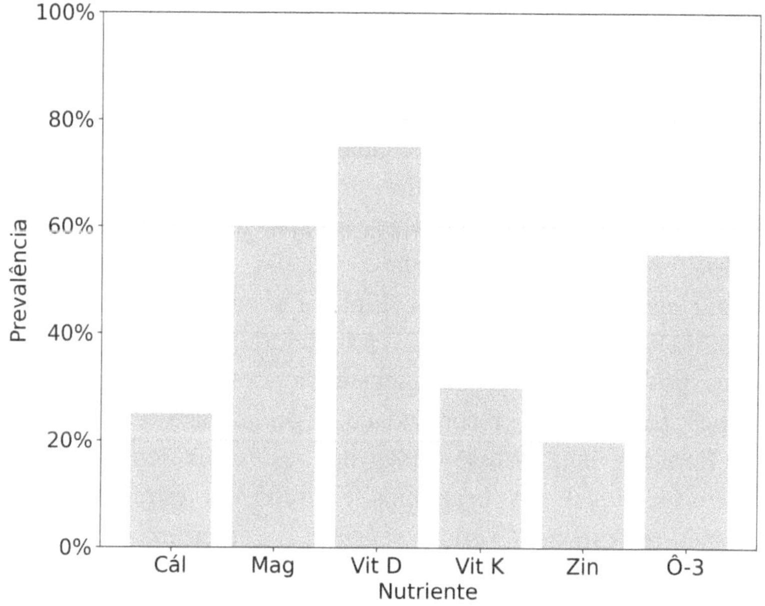

Cál: Cálcio

Ô-3: Ômega-3

Vit K: Vitamina K

Mag: Magnésio

Vit D: Vitamina D

Zin: Zinco

Este gráfico destaca a prevalência de várias deficiências de nutrientes importantes frequentemente observadas em indivíduos com doenças reumáticas. A deficiência de vitamina D parece ser a mais comum, seguida pelas deficiências de magnésio e ácidos graxos ômega-3. Embora menos frequentes, as deficiências de vitamina K, cálcio e zinco ainda são notáveis. Essas deficiências podem contribuir para a inflamação e exacerbar os sintomas, enfatizando a importância da avaliação nutricional e suplementação adequada no manejo de condições reumáticas.

supplementierung

A suplementação em doenças reumáticas deve ser direcionada e individualizada. Enquanto alguns nutrientes, como cálcio e vitamina D, apresentam um benefício comprovado na prevenção de danos ósseos durante o uso de glucocorticoides [s102], a evidência para muitos outros suplementos é menos clara. Estudos mostraram efeitos positivos de antioxidantes e omegafettsaeuren em parâmetros da doença, no entanto, os resultados variam amplamente e são frequentemente afetados por limitações metodológicas [s102] [s103]. Também para preparações vitamínicas, exceto ácido fólico para reduzir efeitos colaterais de medicamentos, falta uma base científica robusta que justifique seu uso rotineiro [s104]. A ingestão de ácido fólico pode ser necessária, por exemplo, durante a terapia com metotrexato, para minimizar seus efeitos colaterais. Embora a combinação de mudanças na dieta e suplementos pareça promissora e tenha documentado impactos positivos em entzuendungsmarker, os dados atuais não são suficientes para derivar recomendações gerais para a prática [s102] [s105]. Portanto, uma análise crítica dos resultados dos estudos e uma avaliação individual dos benefícios e riscos em estreita colaboração com o médico responsável são essenciais. A suplementação isolada não substitui uma terapia abrangente que considere hábitos alimentares, medicação e o curso individual da doença.

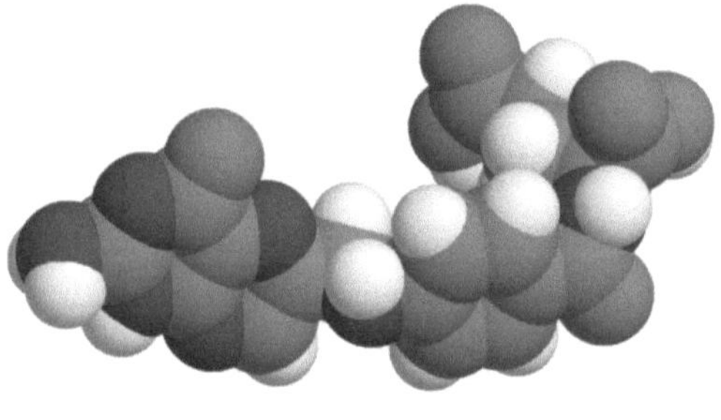

Ácido fólico [i54]

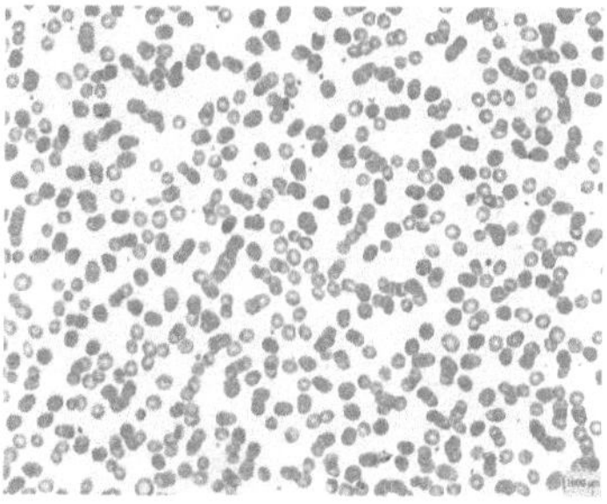

Marcadores inflamatórios [i55]

Bom saber

Glucocorticoides

Os glucocorticoides são medicamentos que inibem inflamações e suprimem o sistema imunológico. Eles são frequentemente usados em doenças reumáticas, mas podem ter efeitos colaterais como perda óssea. Portanto, é importante garantir uma ingestão adequada de cálcio e vitamina D durante o uso.

Limitações Metodológicas

Limitações metodológicas são restrições na condução ou avaliação de estudos que podem influenciar a validade dos resultados. Exemplos incluem um tamanho de amostra pequeno ou um grupo de controle inadequado.

Efetividade dos Suplementos

Efetividade de suplementos anti-inflamatórios.

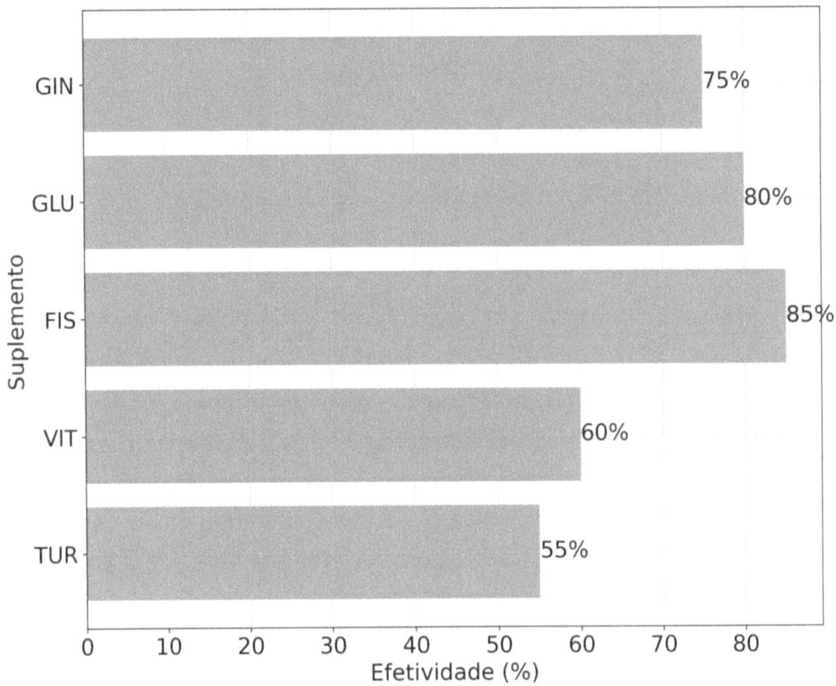

FIS: Óleo de Peixe
GLU: Glucosamina/Condroitina
VIT: Vitamina D
GIN: Gengibre
TUR: Cúrcuma

Óleo de peixe, vitamina D e cúrcuma mostram benefícios potenciais promissores para o controle da inflamação, enquanto glucosamina/condroitina e gengibre oferecem suporte moderado. O gráfico enfatiza visualmente a eficácia relativa desses suplementos na redução da inflamação, sugerindo que óleo de peixe, vitamina D e cúrcuma podem ser priorizados em um plano dietético anti-inflamatório.

Biodisponibilidade

A biodisponibilidade descreve quão bem o corpo pode absorver e utilizar nutrientes dos alimentos ou suplementos. Ela não depende apenas da quantidade de nutrientes ingeridos, mas também de diversos fatores influentes. Por exemplo, o tipo de processamento dos alimentos pode afetar a absorção de nutrientes. Alimentos não processados geralmente apresentam uma maior densidade de nutrientes e, portanto, uma melhor biodisponibilidade do que produtos altamente processados [s106]. A combinação de diferentes nutrientes também pode influenciar sua absorção. O cálcio, por exemplo, é melhor absorvido pelo corpo na presença de vitamina D [s106]. Outro fator é a forma química em que um nutriente se apresenta. O colágeno hidrolisado, que se encontra na forma de peptídeos, é melhor absorvido do que o colágeno nativo [s107]. Esses peptídeos, como Pro-Hyp e Pro-Hyp-Gly, entram na corrente sanguínea e podem se acumular no tecido cartilaginoso, onde podem ter efeitos positivos [s107]. A composição padronizada desses peptídeos em hidrolisados de colágeno é crucial para sua eficácia [s107]. Uma alta qualidade de proteína, que garante uma boa biodisponibilidade dos aminoácidos, também é relevante, especialmente para a manutenção e construção da massa muscular [s106]. Para pacientes com doenças reumáticas, o conhecimento sobre a biodisponibilidade dos nutrientes é, portanto, importante para otimizar a eficácia da ingestão de nutrientes – seja por meio da alimentação ou suplementação. Aqueles que desejam apoiar a saúde das articulações, por exemplo, devem prestar atenção à ingestão de colágeno hidrolisado, pois este apresenta uma maior biodisponibilidade.

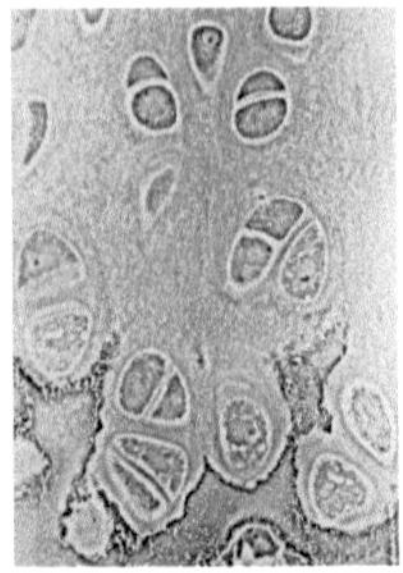

tecido cartilaginoso [i56]

Bom saber

Hidrolisado de Colágeno

O colágeno hidrolisado é uma forma especial de colágeno que é melhor absorvida pelo corpo. Pode influenciar positivamente a saúde das articulações e, por isso, é frequentemente recomendado como suplemento em doenças reumáticas.

Hidrolisado de Colágeno

Os hidrolisados de colágeno contêm peptídeos especiais que promovem a síntese de colágeno no corpo e, assim, podem contribuir para a manutenção da função da cartilagem e das articulações. Em doenças reumáticas, a ingestão adicional de hidrolisados de colágeno pode apoiar a saúde das articulações.

Pro-Hyp-Gly

Pro-Hyp-Gly é um peptídeo encontrado no hidrolisado de colágeno que estimula a produção de colágeno no corpo. Pode ajudar a melhorar a função articular em doenças reumáticas.

Biodisponibilidade de Nutrientes Anti-inflamatórios

Biodisponibilidade de suplementos anti-inflamatórios comuns, fatorados por dosagem e eficácia.

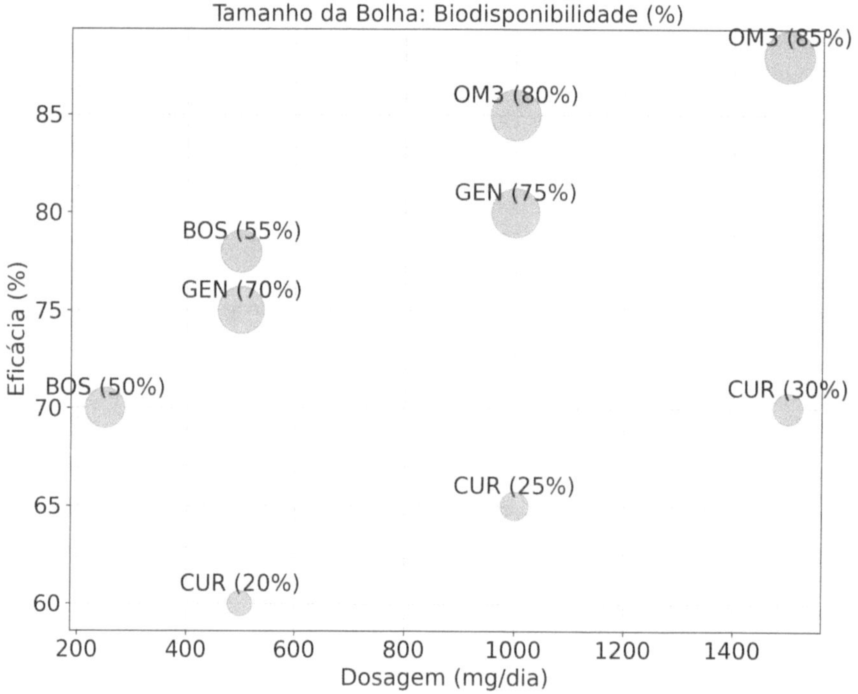

Blasengröße: Biodisponibilidade (%)

BOS: Boswellia

GEN: Gengibre

CUR: Curcumina

OM3: Ômega-3

Doses mais altas nem sempre se correlacionam com o aumento da eficácia. A curcumina, embora potencialmente eficaz, mostra menor biodisponibilidade mesmo em doses mais altas. O gengibre e os ômega-3 demonstram boa biodisponibilidade e eficácia em dosagens moderadas, sugerindo que podem ser mais facilmente utilizados pelo corpo. A Boswellia mostra eficácia promissora, mas mais pesquisas podem ser necessárias sobre a dosagem ideal para biodisponibilidade.

Revisão - 4. Dieta autoimune

Uma alimentação adequada para doenças autoimunes pode contribuir significativamente para a redução dos sintomas e a melhoria da qualidade de vida de pessoas com doenças reumáticas. A chave está na adaptação individual da dieta às necessidades pessoais e reações do corpo. Em vez de confiar em recomendações genéricas, você deve considerar sua alimentação como uma ferramenta para influenciar ativamente o curso da sua doença. Isso requer uma análise cuidadosa dos diversos aspectos de uma dieta adequada para doenças autoimunes, desde a escolha dos alimentos até a elaboração da fase de exclusão e a suplementação direcionada.

Um primeiro passo é focar em alimentos que possuem propriedades anti-inflamatórias e que influenciam positivamente o sistema imunológico. Isso inclui alimentos probióticos como iogurte, kefir e chucrute, que apoiam a flora intestinal, bem como fibras prebióticas de alcachofra, chicória e cebolas, que promovem o crescimento de bactérias intestinais benéficas. Uma dieta rica em antioxidantes, com muitas frutas, vegetais, nozes e sementes, protege suas células do estresse oxidativo e pode combater processos inflamatórios. Integre conscientemente esses grupos alimentares em seu plano alimentar diário, por exemplo, através de uma salada colorida com diferentes tipos de vegetais, nozes e um molho de iogurte, ou um mingau rico em fibras com kefir e frutas vermelhas.

Para descobrir quais alimentos podem agravar suas queixas individuais, uma fase de exclusão pode ser útil. Elimine sistematicamente, por um determinado período, grupos alimentares suspeitos como laticínios ou glúten e observe suas reações. Certifique-se de evitar deficiências nutricionais por meio de produtos substitutos adequados. Alternativas sem glúten para produtos de cereais incluem quinoa, milheto ou arroz. O leite de vaca pode ser substituído por variantes vegetais como leite de amêndoa, soja ou aveia. É importante verificar cuidadosamente a lista de ingredientes dos produtos substitutos e evitar alimentos altamente processados sempre que possível.

Após a fase de exclusão, segue-se a reintrodução gradual dos alimentos eliminados. Comece com alimentos que você tolera bem e, em seguida, integre alimentos potencialmente problemáticos em intervalos maiores. Documente suas reações cuidadosamente para identificar seus alimentos desencadeadores pessoais. Essas descobertas formarão a base para sua dieta a longo prazo, orientada pelos sintomas. A suplementação de nutrientes também deve ser individualizada e discutida com seu médico. Considere a biodisponibilidade dos nutrientes para garantir uma absorção e utilização ótimas.

Uma dieta adequada para doenças autoimunes não é um conceito rígido, mas um processo dinâmico que requer sua participação ativa e ajustes contínuos. Veja a mudança em sua alimentação não como uma limitação, mas como uma oportunidade de assumir o controle de sua saúde e melhorar sua qualidade de vida de forma sustentável. Com paciência, atenção e o apoio de seu médico, você pode desenvolver um padrão alimentar que ajude a aliviar suas queixas reumáticas e aumentar seu bem-estar.

5. Medidas complementares à dieta

Quem não conhece isso - as melhores resoluções alimentares muitas vezes falham na implementação prática do dia a dia? Uma mudança alimentar sustentável requer mais do que apenas novas receitas e alimentos no prato. Todo o estilo de vida desempenha um papel central no sucesso de uma dieta anti-inflamatória em doenças reumáticas. Além da escolha de alimentos adequados, medidas complementares direcionadas podem aumentar significativamente o efeito da terapia nutricional. Neste capítulo, você descobrirá quais fatores de apoio podem levar seu novo estilo alimentar ao sucesso.

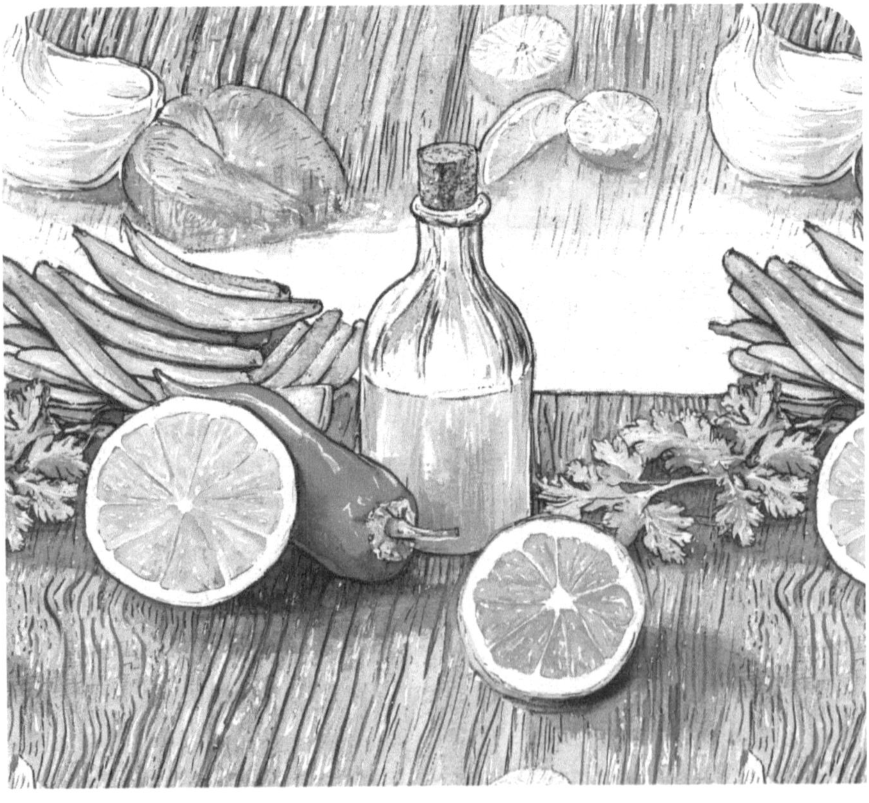

5. 1 Suporte ao movimento

O suporte ao movimento é uma parte central das medidas complementares à dieta em doenças reumáticas. Atividades que preservam as articulações, o fortalecimento muscular e técnicas de relaxamento influenciam positivamente o curso da doença. O desafio consiste em encontrar um programa individual que promova a mobilidade, alivie a dor e, ao mesmo tempo, proteja as articulações. A combinação e a execução corretas dos exercícios desempenham um papel decisivo para o sucesso. Além da escolha do tipo de movimento adequado, fatores como intensidade, frequência e a execução correta são relevantes. Um equilíbrio saudável entre carga e recuperação é essencial para evitar sobrecarga e apoiar a terapia de forma ideal. Continue lendo e descubra como, por meio de um suporte ao movimento direcionado, você pode melhorar sua qualidade de vida em doenças reumáticas.

Uma abordagem holística que combina movimento que preserva as articulações, fortalecimento muscular, uma dieta anti-inflamatória e técnicas de relaxamento é fundamental para um gerenciamento eficaz de doenças reumáticas.

Atividades que protegem as articulações

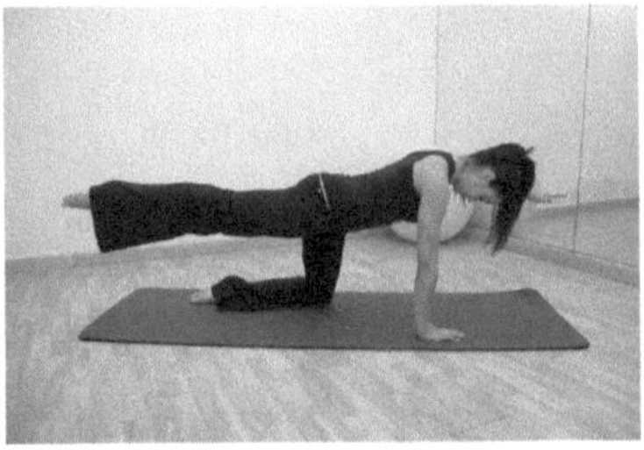

Pilates [i57]

Atividades que protegem as articulações ajudam a manter a saúde do sistema musculoesquelético e a aliviar a dor, especialmente em doenças reumáticas [s108] [s109]. Elas reduzem a carga sobre as articulações e minimizam o risco de lesões. Atividades como caminhadas lentas, yoga leve ou jardinagem promovem a mobilidade e aliviam a dor, sem sobrecarregar as articulações [s109]. Hidroginástica, Tai Chi e Pilates também aliviam as articulações devido à flutuação da água ou aos movimentos fluidos [s110]. Além disso, o treinamento de força é importante para fortalecer a musculatura e estabilizar as articulações [s111]. A intensidade deve ser moderada, ou seja, cerca de 50-60% da frequência cardíaca máxima [s111]. Um programa de exercícios direcionado, adaptado às necessidades e limitações individuais, pode melhorar a funcionalidade e o equilíbrio, como demonstram estudos com pacientes com artrose de joelho, que reduziram a dor com um programa desse tipo [s108]. A combinação de redução de peso e atividade moderada produz os melhores resultados [s108]. É importante adaptar os exercícios às habilidades individuais e contar com a orientação de profissionais experientes [s112] [s113]. Assim, pode-se elaborar um plano de treinamento que proteja as articulações e, ao mesmo tempo, seja eficaz.

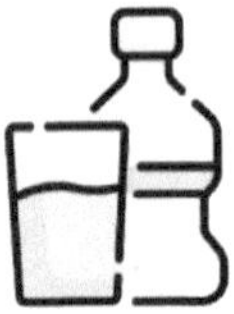

Como demonstrado em pacientes com artrose de joelho, um programa de treinamento adaptado melhora a funcionalidade e reduz a dor [s108]. O movimento regular e suave, mesmo em pequenas quantidades, promove a saúde das articulações e músculos e pode também reduzir o risco de doenças associadas, como obesidade e diabetes tipo 2 [s108] [s111].

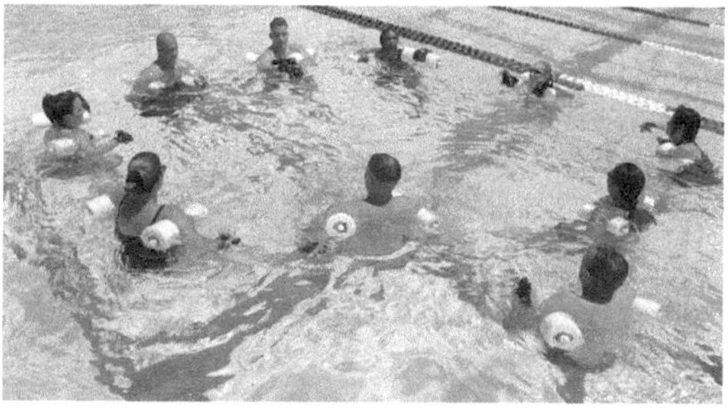

Hidroginástica [i58]

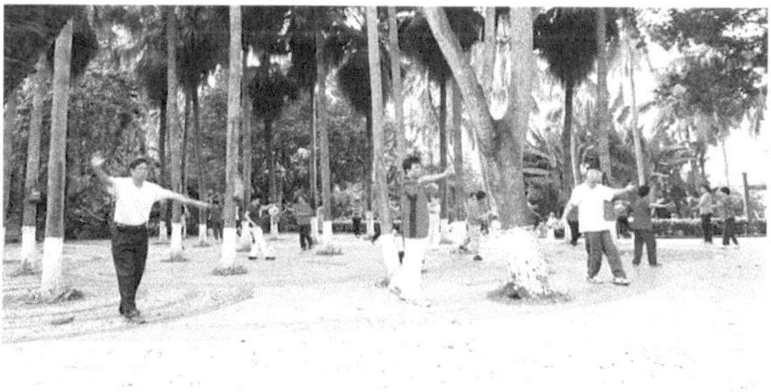

Tai Chi Chuan [i59]

Bom saber

Artrose de joelho

A artrose de joelho é uma doença degenerativa das articulações, caracterizada pela degradação da cartilagem na articulação do joelho. Uma dieta rica em antioxidantes e ácidos graxos ômega-3 pode ajudar a reduzir a inflamação e retardar a progressão da doença. Programas de exercícios direcionados podem aliviar a dor e melhorar a mobilidade.

Hidroginástica

A hidroginástica é uma forma de exercício que protege as articulações, aliviando-as devido à flutuação da água. É especialmente adequada para pessoas com doenças reumáticas, pois promove a mobilidade e reduz a dor, sem sobrecarregar as articulações. Uma dieta equilibrada em combinação com a hidroginástica pode aumentar significativamente a qualidade de vida.

Treinamento de força

O treinamento de força serve para construir e manter a musculatura. Em doenças reumáticas, uma musculatura forte é importante para sustentar e aliviar as articulações. Em combinação com uma dieta adaptada, o treinamento de força pode melhorar a mobilidade e a qualidade de vida.

Atividades Amigáveis às Articulações

Nível de impacto das atividades para doenças reumáticas.

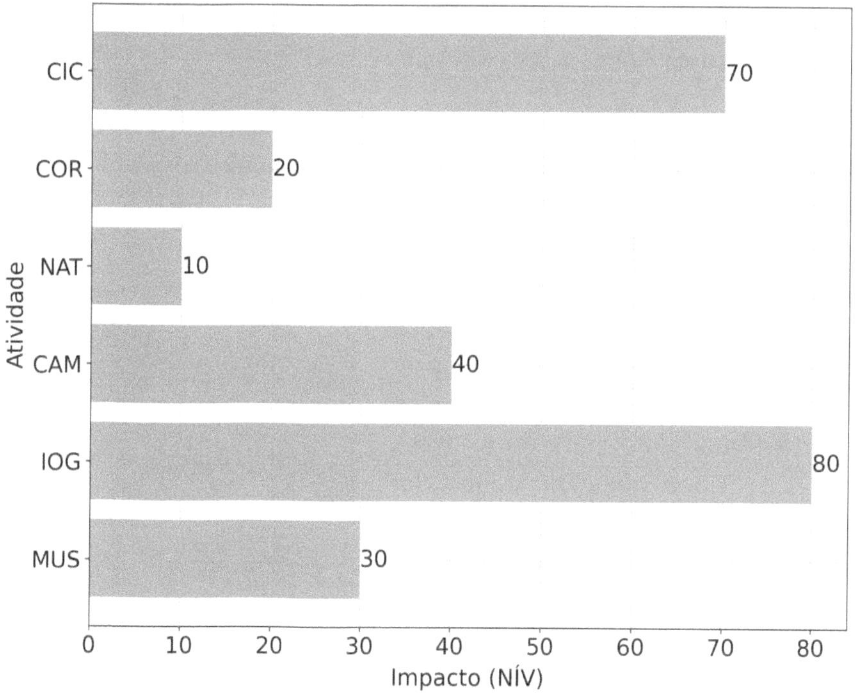

CAM: Natação

COR: Corrida

MUS: Musculação

CIC: Ciclismo

IOG: Ioga

NAT: Caminhada

O gráfico de barras horizontais categoriza visualmente as atividades por seu impacto nas articulações, destacando as opções adequadas para indivíduos com doenças reumáticas. Atividades de baixo impacto são geralmente recomendadas para minimizar a tensão e o desconforto.

Desenvolvimento muscular

O desenvolvimento muscular por meio de treinamento direcionado melhora a força de suporte da musculatura e, assim, contribui para a estabilização das articulações, o que é especialmente importante em doenças reumáticas [s114]. O treinamento regular fortalece os músculos, alivia as articulações e pode reduzir a dor. O <u>treinamento de resistência</u>, onde os músculos trabalham contra uma resistência, como por exemplo com halteres ou faixas de resistência, é recomendado como um método eficaz para o desenvolvimento muscular [s114]. Duas sessões de treinamento por semana, que envolvem todos os grandes grupos musculares, são um bom ponto de partida. Além disso, o treinamento de resistência, como natação ou ciclismo, pode melhorar a condição física geral e proteger as articulações. Como medicamentos como glucocorticoides, frequentemente utilizados em doenças reumáticas, podem favorecer a perda muscular, é aconselhável um uso cuidadoso desses medicamentos em consulta com o médico [s114]. Uma dieta equilibrada com proteína suficiente também apoia o desenvolvimento muscular e a recuperação após o treinamento. É importante que a intensidade do treinamento e a escolha dos exercícios sejam ajustadas ao estado de saúde individual e ao limite de carga das articulações. Por exemplo, a carga inicial no treinamento de força pode

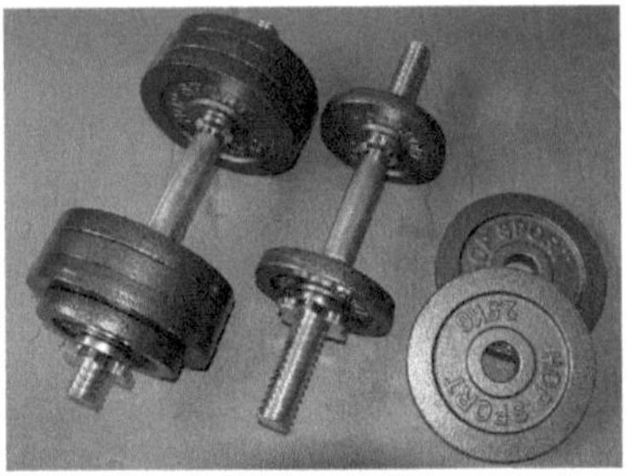

Haltere [i60]

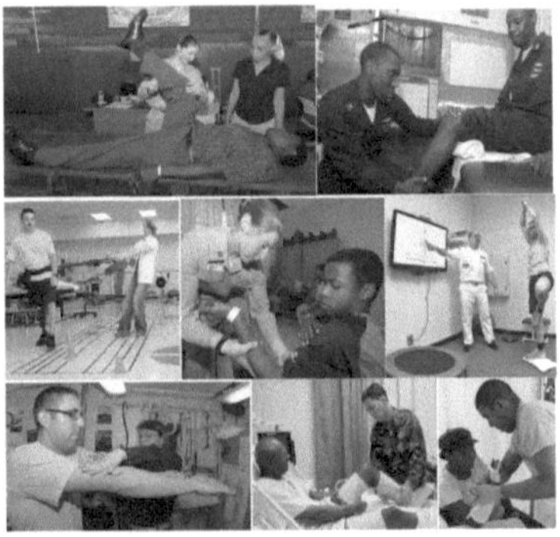

Fisioterapeuta [i61]

ser feita com o próprio peso corporal ou com pesos muito leves e, em seguida, aumentada lentamente, para não sobrecarregar as articulações. A orientação de fisioterapeutas ou treinadores especialmente qualificados pode ajudar a desenvolver um programa de treinamento seguro e eficaz e garantir a execução correta dos exercícios.

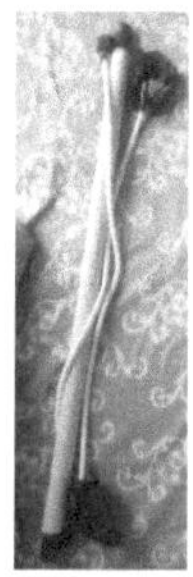

faixa elástica [i62]

Bom saber

Fisioterapeutas

Os fisioterapeutas podem mostrar exercícios individuais que protegem suas articulações e, ao mesmo tempo, fortalecem a musculatura. Isso melhora a mobilidade e reduz a dor.

Treinamento de resistência

O treinamento de resistência, como natação ou ciclismo, melhora a saúde cardiovascular e pode minimizar a carga nas articulações em doenças reumáticas, o que influencia positivamente a mobilidade. Preste atenção à ingestão adequada de líquidos durante o treinamento.

Desenvolvimento da Força Muscular

Melhora da força muscular ao longo do tempo com exercícios consistentes.

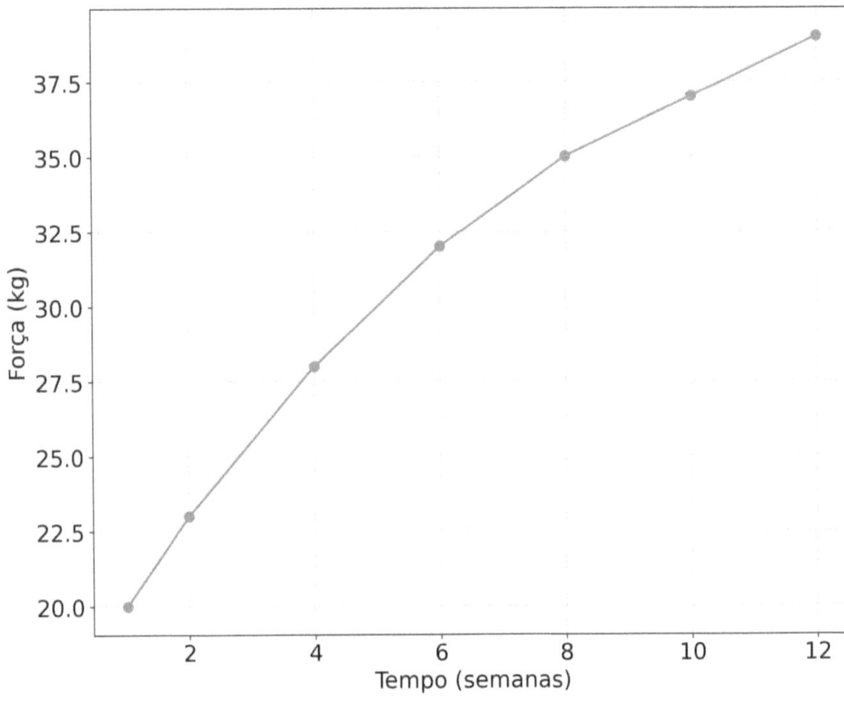

O gráfico demonstra uma correlação positiva entre exercícios regulares e aumento da força muscular. Os ganhos iniciais são geralmente mais rápidos, seguidos por uma melhora mais gradual e sustentada. Isso destaca a importância do treinamento consistente para indivíduos com condições reumáticas, pois músculos mais fortes podem ajudar a apoiar as articulações afetadas e melhorar a funcionalidade geral.

Técnicas de relaxamento

As técnicas de relaxamento oferecem um complemento valioso ao movimento e à alimentação em doenças reumáticas. Elas podem ajudar a aliviar a dor, reduzir o estresse e melhorar a qualidade do sono [s115]. Vários métodos, como Relaxamento Muscular Progressivo, Treinamento Autógeno e achtsamkeitsuebungen, influenciam positivamente tanto a condição física quanto a mental. No Relaxamento Muscular Progressivo, grupos musculares individuais são tensionados e relaxados sequencialmente, alcançando assim um estado de relaxamento profundo [s115]. O Treinamento Autógeno utiliza frases formulaicas que se concentram em calma, peso e calor para provocar relaxamento físico e mental [s115]. Os Exercícios de Atenção Plena treinam a percepção consciente do momento presente, sem julgamentos, e podem ajudar a reduzir o estresse e a ansiedade [s115]. As técnicas de relaxamento podem ser aprendidas em cursos ou praticadas de forma autônoma com a ajuda de guias. Apenas alguns minutos de prática diária podem aumentar visivelmente a qualidade de vida, reduzindo a percepção da dor e melhorando o bem-estar geral. Por exemplo, quem sofre de distúrbios do sono pode alcançar uma melhoria na qualidade do sono ao praticar regularmente técnicas de relaxamento antes de dormir [s115]. A escolha do método adequado depende das preferências individuais. Vale a pena experimentar diferentes técnicas para encontrar a mais eficaz para as necessidades pessoais. A integração de técnicas de relaxamento na vida cotidiana pode ajudar a lidar melhor com os sintomas de doenças reumáticas e melhorar a qualidade de vida de forma sustentável. A prática regular de métodos de relaxamento, como o Relaxamento Muscular Progressivo, pode ter um impacto positivo na percepção da dor e no bem-estar geral [s115]. A combinação de movimento, alimentação e técnicas de relaxamento oferece uma abordagem holística para o tratamento de doenças reumáticas e pode fortalecer a autoeficácia dos afetados. A integração desses métodos na vida cotidiana pode permitir que os afetados controlem melhor sua condição e aumentem sua qualidade de

vida. Assim, as técnicas de relaxamento, em combinação com movimento e alimentação, podem contribuir significativamente para a melhoria do bem-estar físico e mental em doenças reumáticas.

Bom saber

Relaxamento Muscular Progressivo

Esta técnica de relaxamento pode aliviar tensões e dores em doenças reumáticas através da contração e relaxamento direcionados dos músculos, melhorando a mobilidade e, assim, promovendo o suporte ao movimento.

Relaxamento e Movimento para Alívio Reumático

Distribuição de técnicas eficazes de relaxamento e movimento para o tratamento de condições reumáticas.

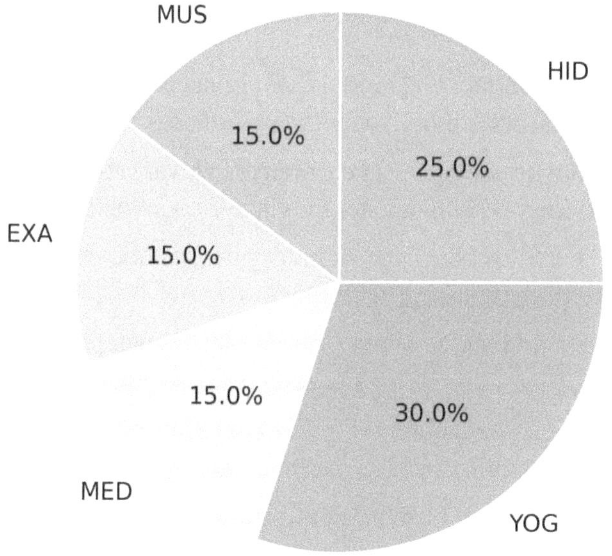

EXA: Exercícios Aquáticos
HID: Hidroginástica
MED: Meditação e Mindfulness
MUS: Musculação
YOG: Yoga e Tai Chi

Movimentos suaves como Yoga e Tai Chi constituem uma parte significativa das técnicas úteis, destacando a importância do exercício consciente. Os exercícios aquáticos proporcionam alívio e suporte, enquanto o treino de força ajuda a manter a funcionalidade. Práticas de consciência corporal, combinadas com técnicas de relaxamento como a meditação, contribuem para o bem-estar geral e para o controlo da dor.

Conselhos concretos

- Integre movimentos rítmicos em seu dia a dia, por exemplo, balançando suavemente os pés enquanto escova os dentes.
- Utilize as escadas em vez do elevador e transforme cada passo em um pequeno exercício para fortalecer a musculatura das pernas.
- Substitua o sentar rígido por um sentar dinâmico em uma bola de ginástica ou em um banco móvel, para ativar a musculatura do tronco.
- Levante-se regularmente da mesa e dê alguns passos ou alongue-se para aliviar tensões e mobilizar suas articulações.
- Dance ao som de sua música favorita para elevar seu ânimo e, ao mesmo tempo, melhorar sua flexibilidade e coordenação.
- Descubra os efeitos benéficos da hidroginástica: mover-se na água é mais fácil e protege suas articulações.
- Aprenda uma arte marcial como Tai-Chi ou Qigong para mobilizar suas articulações e aprimorar sua percepção corporal.
- Faça caminhadas na natureza e utilize caminhos irregulares para treinar a musculatura dos pés e melhorar seu equilíbrio.
- Participe de um curso de movimento que seja especialmente adaptado às suas necessidades, como yoga para pessoas com problemas articulares.
- Integre pequenas unidades de movimento em seu dia a dia, caminhando ou pedalando pequenas distâncias.
- Torne seu jardim amigável ao movimento, criando canteiros elevados para trabalhar de forma a proteger as costas.

5. 2 Adaptação do estilo de vida

Doenças reumáticas afetam significativamente o dia a dia. Além da alimentação, outros fatores de estilo de vida desempenham um papel crucial no bem-estar e na evolução da doença. O sono, o estresse e o consumo de substâncias recreativas impactam diretamente os processos inflamatórios e o sistema imunológico, influenciando a dor e a resistência geral. A otimização dessas áreas frequentemente apresenta desafios para os afetados. Continue lendo para descobrir estratégias concretas para ajustar seu estilo de vida e influenciar positivamente sua qualidade de vida.

Um estilo de vida saudável, com sono adequado, gerenciamento do estresse e consumo consciente de substâncias, pode influenciar positivamente o curso de doenças reumáticas.

Higiene do sono

O sono influencia o bem-estar de pessoas com doenças reumáticas. A falta de sono pode aumentar as substâncias mensageiras inflamatórias, chamadas de citoquinas, e assim intensificar a atividade da doença [s116]. Um bom sono, por outro lado, pode aliviar sintomas, como dores nas costas [s117]. Um ritmo de sono regular com 7–8 horas de sono apoia o corpo. Assim, um horário fixo para dormir e acordar, mesmo nos fins de semana, pode estabilizar o ritmo circadiano [s118]. Cafeína, álcool e nicotina devem ser evitados antes de dormir [s118]. Refeições pesadas ou forte fome também perturbam o sono, assim como uma alta ingestão de líquidos. Portanto, recomenda-se fazer refeições leves à noite e reduzir a ingestão de líquidos antes de dormir [s118]. Dispositivos eletrônicos devem ser desligados pelo menos 30 minutos antes de ir para a cama. O quarto deve ser fresco, silencioso e escuro [s118]. Uma rotina relaxante à noite, como um banho quente ou ouvir música, pode promover o sono [s118]. A luz do dia pela manhã melhora a qualidade do sono e o bem-estar geral [s117].

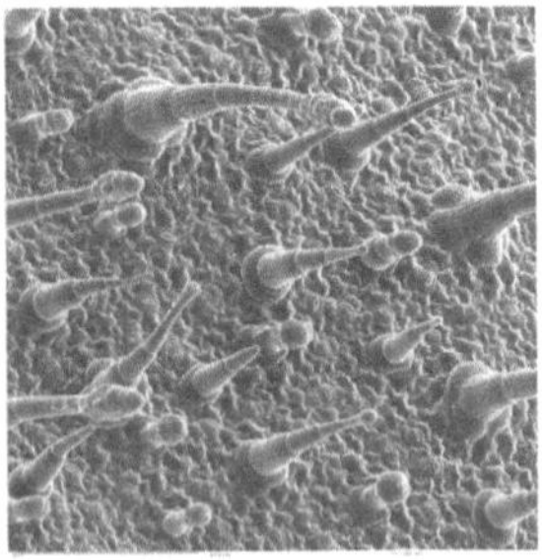

Nicotina [i63]

Bom saber

Citoquinas

Citoquinas são substâncias mensageiras do sistema imunológico que podem promover ou inibir inflamações. Uma desregulação das citoquinas desempenha um papel importante na origem e no curso das doenças reumáticas. Através de uma alimentação adequada e um estilo de vida saudável, a produção de citoquinas pode ser influenciada positivamente.

Ritmo circadiano

O ritmo circadiano é um processo interno natural que regula os estados de sono e vigília. Um ritmo circadiano estável é importante para a saúde física e mental e pode ser promovido por horários regulares de sono e pela evitação de fatores perturbadores antes de dormir. Em doenças reumáticas, um ritmo circadiano perturbado pode intensificar os sintomas.

Distribuição das Fases do Sono

Distribuição típica dos ciclos do sono.

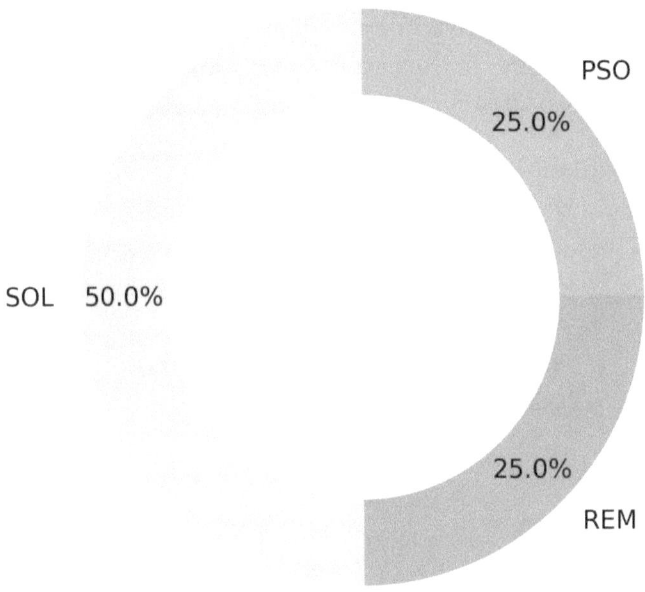

- PSO: Sono Profundo
- REM: Sono REM
- SOL: Sono Leve

Este gráfico visualiza a distribuição aproximada das fases do sono ao longo de uma noite normal de sono. Uma porção maior é dedicada ao sono leve, seguida pelo sono REM e depois pelo sono profundo. O equilíbrio dessas fases é crucial para um sono reparador e bem-estar geral. Embora existam variações individuais, desvios significativos desta distribuição geral podem indicar potenciais distúrbios do sono.

Redução do Estresse

O gerenciamento do estresse é um aspecto importante no tratamento de doenças reumáticas. O estresse psicossocial persistente pode afetar o sistema imunológico e, assim, aumentar o risco de doenças crônicas, além de impactar negativamente o curso de uma rheumatoiden_arthritis já existente. [s119] Aqueles que já sofrem de uma doença reumática podem reduzir os efeitos do estresse no corpo por meio do gerenciamento do estresse. Técnicas de relaxamento, como progressive_muskelentspannung, treinamento autógeno ou meditação podem ajudar a aliviar o estresse e promover a saúde física e mental. Uma caminhada ao ar livre, por exemplo, pode já proporcionar relaxamento e, assim, reduzir o estresse. Além disso, a prática regular de exercícios, como yoga ou natação, pode reduzir os hormônios do estresse e melhorar o humor. [s120] Pacientes que reagem de forma sensível ao estresse tendem a ter quadros clínicos mais graves. [s120] Como doenças de pele, que frequentemente acompanham doenças reumáticas, podem intensificar cargas psicológicas como ansiedade ou depressão, um bom gerenciamento do estresse é essencial para o bem-estar geral. [s120] Ao integrar estratégias de enfrentamento do estresse no cotidiano, os afetados podem melhorar sua qualidade de vida e influenciar positivamente o curso da doença.

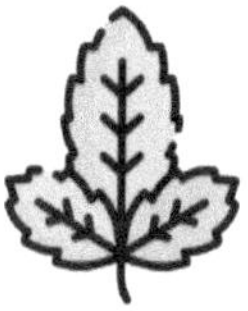

Bom saber

Hormônios do Estresse

Hormônios do estresse, como o cortisol, são liberados pelo corpo em situações de estresse. Um nível elevado e persistente de hormônios do estresse pode promover inflamações no corpo e impactar negativamente o curso de doenças reumáticas.

Treinamento Autógeno

O treinamento autógeno é um método de auto-relaxamento que gera calma e relaxamento no corpo por meio de fórmulas autossugestivas. Pode ajudar a reduzir o estresse e melhorar a qualidade do sono, o que é especialmente importante em doenças reumáticas.

Impacto das Mudanças no Estilo de Vida nos Níveis de Estresse em Doenças Reumáticas

Redução do Estresse através do Estilo de Vida

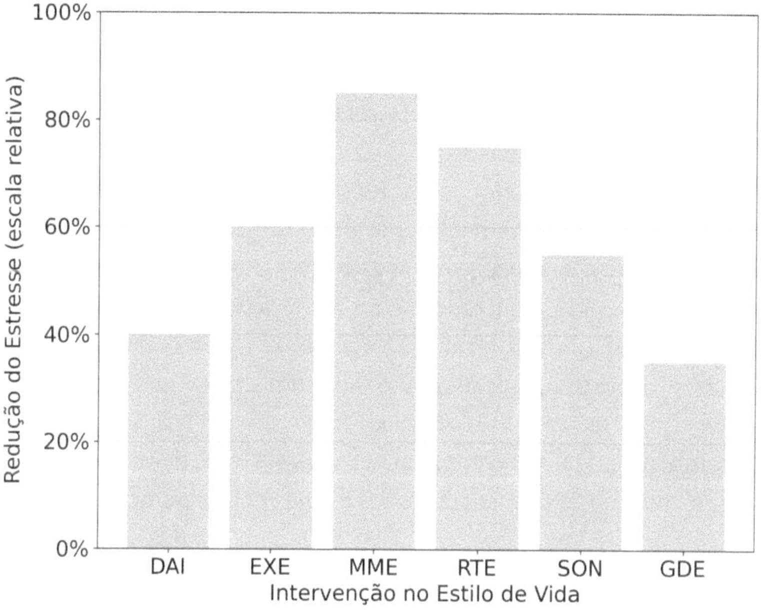

DAI: Dieta Anti-inflamatória

EXE: Exercício Regular

GDE: Gestão do Estresse

MME: Mindfulness e Meditação

RTE: Técnicas de Relaxamento (ex: Ioga, Tai Chi)

SON: Higiene do Sono Aprimorada

O gráfico destaca a eficácia de várias intervenções no estilo de vida no gerenciamento do estresse, um fator chave que influencia os sintomas de doenças reumáticas. As técnicas de atenção plena e relaxamento mostram o impacto mais significativo, sugerindo sua importância em uma abordagem holística para o gerenciamento dessas condições. Embora as mudanças na dieta também contribuam para a redução do estresse, seu efeito parece menos pronunciado em comparação com as práticas mente-corpo. Incorporar exercícios regulares e priorizar a higiene do sono aumenta ainda mais o controle do estresse, contribuindo para o bem-estar geral.

Consumo de substâncias

O consumo de substâncias pode influenciar o curso de doenças reumáticas. Enquanto quantidades moderadas de álcool podem reduzir o risco de rheumatoide_arthritis, o consumo excessivo de açúcar, especialmente na forma de bebidas açucaradas, tem um efeito negativo e aumenta o risco de desenvolvimento dessa doença [s121]. Uma alta ingestão de sódio também é suspeita de favorecer a artrite reumatoide [s121]. Portanto, uma alimentação consciente com foco em alimentos integrais e ricos em nutrientes é crucial. Aqueles que desejam reduzir o consumo de sal podem usar ervas e especiarias frescas ao cozinhar em vez de sal e evitar produtos industrializados com alto teor de sódio. Uma dieta equilibrada com muitas frutas, vegetais e grãos integrais fornece vitaminas e minerais importantes e tem um efeito anti-inflamatório, o que pode impactar positivamente o curso da doença [s121]. A saúde bucal também pode desempenhar um papel em doenças reumáticas, embora a relação exata ainda não esteja completamente esclarecida [s122]. Cuidados regulares com os dentes e visitas de controle ao dentista são, no entanto, recomendáveis para prevenir inflamações na cavidade bucal.

Bom saber

Sódio

Um mineral que ocorre em muitos alimentos, especialmente no sal de cozinha. O consumo excessivo de sódio pode promover inflamações e aumentar a pressão arterial, o que pode impactar negativamente as doenças reumáticas. Portanto, é aconselhável reduzir o consumo de sal e optar por alternativas com baixo teor de sódio.

Impacto de Alimentos no Reumatismo

Impacto e frequência do consumo de alimentos em condições reumáticas.

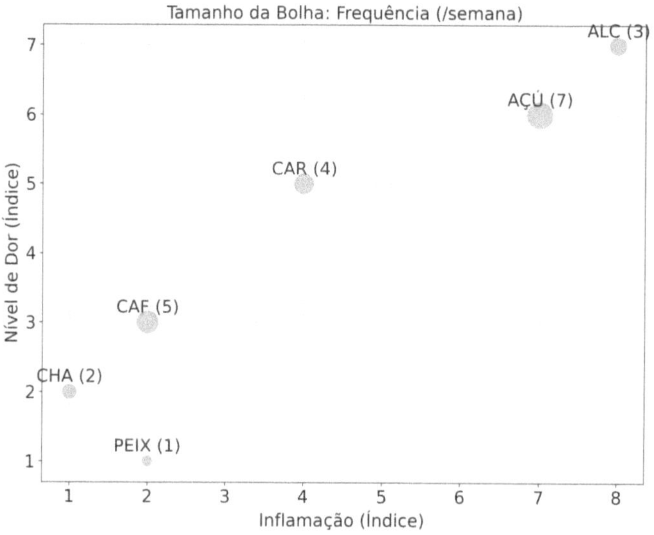

Blasengröße: Frequência (/semana)

AÇÚ: Açúcar

ALC: Álcool

CAF: Café

CAR: Carne Vermelha

CHA: Chá

PEIX: Peixe Gordo

Este gráfico visualiza o impacto potencial de certos alimentos nos níveis de inflamação e dor. Bolhas maiores indicam uma maior frequência de consumo. Enquanto alguns alimentos como café mostram uma correlação positiva potencial com a redução da inflamação, outros como álcool e açúcar mostram um impacto potencialmente negativo, aumentando a inflamação. Isso sugere que reduzir o consumo de certos alimentos pode ser benéfico para o controle de doenças reumáticas. O impacto de alimentos individuais pode variar significativamente, destacando a necessidade de abordagens dietéticas personalizadas.

Conselhos concretos

- Transforme sua noite com um ritual relaxante que o prepare para o sono. Beba, por exemplo, uma xícara de chá de ervas e leia um livro.
- Varie sua posição de dormir para aliviar pontos de pressão e liberar tensões. Experimente, por exemplo, dormir de costas com um travesseiro sob os joelhos.
- Aproveite o poder da automassagem. Massageie seus pés antes de dormir com um óleo aromático para relaxar seus músculos.
- Respire conscientemente. Pratique exercícios de respiração antes de adormecer para se acalmar e reduzir o estresse. Conte, por exemplo, suas respirações.
- Crie um ambiente de sono que envolva todos os seus sentidos. Use óleos essenciais, cobertores aconchegantes e roupas de cama agradáveis.
- Defina um despertador para a hora de dormir, a fim de se lembrar do seu horário de sono.
- Passe tempo na natureza para apoiar seu ritmo natural de sono-vigília. A luz do dia ajuda seu corpo a produzir melatonina.
- Ouça sons da natureza ou música relaxante para abafar ruídos perturbadores e adormecer mais facilmente.
- Visualize imagens ou cenas positivas antes de dormir para acalmar seus pensamentos e deslizar suavemente para o sono.
- Mantenha um diário do sono para identificar padrões em seu comportamento de sono e melhorar sua higiene do sono de forma direcionada.
- Experimente uma máscara de dormir ou tampões de ouvido para bloquear luz e ruído, aumentando a qualidade do seu sono.

5. 3 Acompanhamento da terapia

A terapia de doenças reumáticas requer uma cuidadosa coordenação entre medicamentos e alimentação. Efeitos colaterais dos medicamentos, como problemas gastrointestinais ou fadiga, podem prejudicar significativamente a qualidade de vida e até levar à interrupção do tratamento. Ao mesmo tempo, os alimentos influenciam a absorção e a eficácia dos medicamentos. Uma alimentação individualmente ajustada pode melhorar a tolerância aos medicamentos e apoiar o sucesso do tratamento. Continue lendo para descobrir como otimizar sua dieta em relação à sua terapia.

Uma estratégia nutricional individualizada, ajustada aos medicamentos e ao estado de saúde, é crucial para o sucesso do tratamento em doenças reumáticas.

Compatibilidade de medicamentos

A compatibilidade de medicamentos influencia o sucesso da terapia em doenças reumáticas. Efeitos colaterais podem reduzir a qualidade de vida e, em alguns casos, levar à interrupção da terapia. Portanto, é fundamental reconhecer precocemente possíveis intolerâncias e agir contra elas. O tipo de efeitos colaterais depende do metabolismo individual, da dosagem e da combinação com outros medicamentos. Efeitos colaterais comuns de medicamentos para reumatismo incluem distúrbios gastrointestinais, como náuseas, azia ou diarreia. Também podem ocorrer dores de cabeça, fadiga ou reações cutâneas. Mais raramente, mas de forma mais grave, estão as disfunções hepáticas ou renais, alterações no hemograma ou um aumento do risco de infecções.

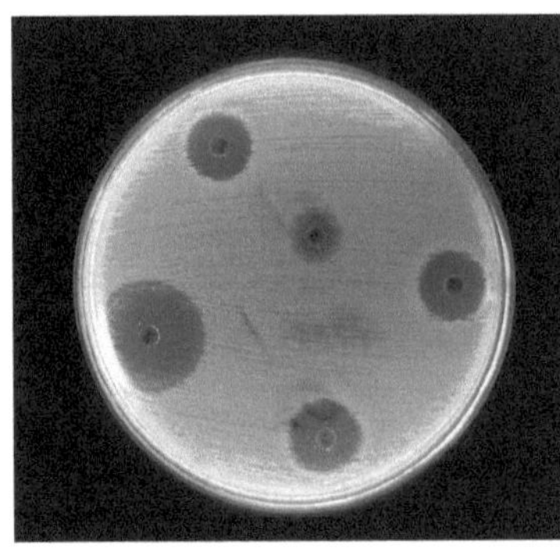

Antibióticos [i64]

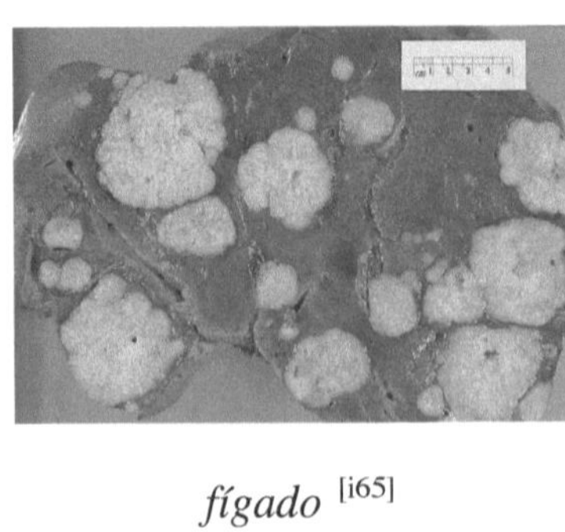

fígado [i65]

Uma dieta equilibrada pode apoiar a compatibilidade de medicamentos. Assim, distúrbios gastrointestinais podem ser aliviados pelo consumo de alimentos de fácil digestão, como aveia, arroz ou batatas. A abstinência de especiarias picantes, alimentos gordurosos e álcool também pode ser útil. Ao tomar certos medicamentos, como metotrexato, é aconselhável evitar o consumo de grandes quantidades de ovos crus ou fígado, a fim de evitar uma carga adicional ao fígado. Por outro lado, uma ingestão adequada de líquidos – pelo menos 1,5 litros de água por dia – pode promover a excreção de medicamentos e seus produtos de degradação, reduzindo assim os efeitos colaterais. A interação entre medicamentos e alimentos é outro aspecto importante. Certos alimentos podem influenciar a absorção ou a eficácia dos medicamentos. O suco de grapefruit, entre outros, inibe a degradação de alguns medicamentos no fígado, podendo assim aumentar sua eficácia e o risco de efeitos colaterais. Laticínios podem interferir na absorção de certos antibióticos. Portanto, você deve consultar seu médico ou farmacêutico sobre possíveis interações entre seus medicamentos e sua dieta. Uma lista detalhada de todas as possíveis interações excederia o escopo deste guia. No entanto, é aconselhável sempre consultar o médico ou farmacêutico responsável em caso de dúvidas.

Além da dieta, outros fatores também podem influenciar a compatibilidade de medicamentos. Isso inclui, entre outros:
- a idade
- o peso corporal
- doenças preexistentes
- a ingestão simultânea de outros medicamentos
- fatores genéticos.

Para otimizar a compatibilidade de seus medicamentos, você deve observar alguns pontos. Tome seus medicamentos sempre de acordo com as instruções de seu médico. Não altere a dosagem por conta própria. Informe seu médico sobre todos os medicamentos que você está tomando, incluindo medicamentos de venda livre, suplementos alimentares e preparações à base de plantas. Documente os efeitos colaterais que surgirem e discuta-os com seu médico. Ele pode ajustar a dosagem ou mudar para outro medicamento, se necessário. Uma boa comunicação entre paciente e médico é crucial para uma terapia bem-sucedida. Não hesite em fazer perguntas e expressar suas preocupações. Somente assim pode-se garantir uma terapia adaptada às suas necessidades individuais. Um controle regular dos valores sanguíneos e das funções orgânicas também é importante para reconhecer precocemente e agir contra possíveis efeitos colaterais. Um estilo de vida saudável, com uma dieta equilibrada, exercício regular e sono adequado, também pode contribuir para melhorar a compatibilidade de medicamentos e apoiar o sucesso da terapia. Um exemplo disso é o efeito positivo dos omegafettsaeuren, que estão presentes em peixes gordurosos, como salmão ou cavala, sobre processos inflamatórios no corpo.

Bom saber

Antibióticos

Os antibióticos são às vezes utilizados em doenças reumáticas para combater infecções que podem agravar os sintomas. Laticínios podem prejudicar a absorção de certos antibióticos. Portanto, é importante coordenar a ingestão de antibióticos com a dieta para garantir a eficácia dos medicamentos.

Metabolismo

O metabolismo desempenha um papel importante no processamento de nutrientes e pode influenciar a eficácia da terapia nutricional em doenças reumáticas. Um metabolismo bem funcionando pode ajudar a reduzir inflamações e melhorar a nutrição das articulações.

Metotrexato

O metotrexato é um medicamento frequentemente utilizado em doenças reumáticas. Certos alimentos, como grandes quantidades de ovos crus ou fígado, podem sobrecarregar o fígado em combinação com o metotrexato e, portanto, devem ser evitados. Uma dieta adaptada pode ajudar a melhorar a compatibilidade do metotrexato e minimizar os efeitos colaterais.

Tolerância a Medicação ao Longo do Tempo

Ilustra a mudança na tolerância a medicação juntamente com uma dieta anti-inflamatória.

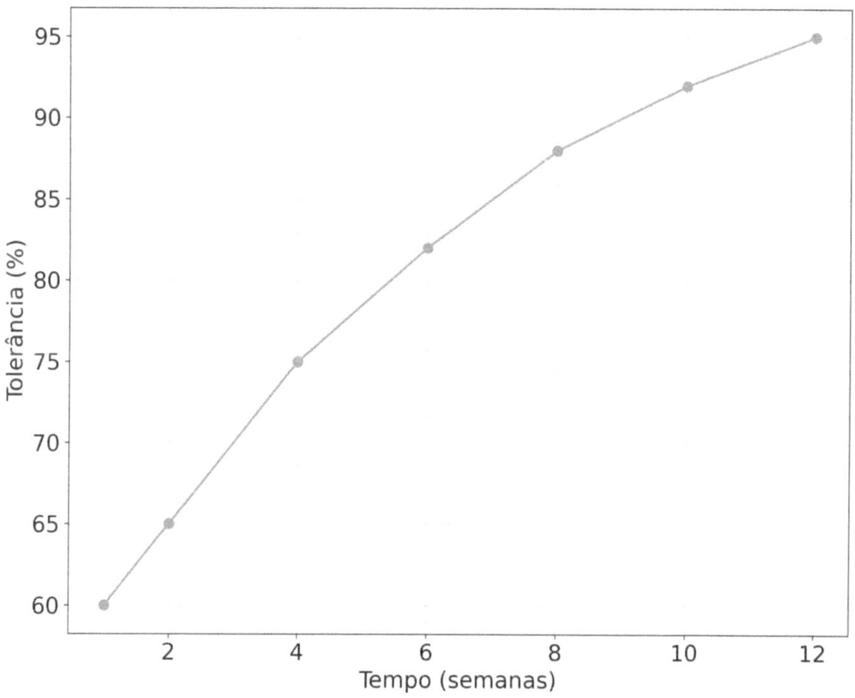

Inicialmente, a tolerância a medicação pode ser menor à medida que o corpo se ajusta às mudanças na dieta. Com o tempo, conforme a inflamação diminui devido à dieta, a tolerância a medicação pode melhorar, potencialmente permitindo ajustes na dosagem. O aumento observado sugere uma correlação positiva entre uma dieta anti-inflamatória e uma resposta melhorada à medicação em condições reumáticas.

Jejum terapêutico

O jejum terapêutico, a abstinência temporária e completa de alimentos sólidos, pode ser uma medida complementar no tratamento de doenças reumáticas. Estudos indicam que o jejum intermitente, uma forma de jejum terapêutico, pode ter efeitos positivos na atividade da doença em artrite psoriásica (PsA), incluindo as inflamações associadas às inserções tendinosas (entesite) e nas articulações dos dedos e dos pés (dactilite) [s123]. Curiosamente, essas melhorias parecem ocorrer independentemente de mudanças de peso, o que sugere que os períodos de jejum em si podem modular a atividade imunológica. Assim, uma fase de jejum, como a praticada no jejum intermitente, pode aliviar as queixas reumáticas por meio da redução de mediadores inflamatórios no corpo. Isso ressalta o potencial de estratégias alimentares temporais (cronomedicina) no manejo de doenças reumáticas, especialmente na PsA [s123]. No entanto, a base de estudos ainda é limitada e mais pesquisas são necessárias para validar esses resultados e investigar os efeitos a longo prazo do jejum terapêutico no curso da doença. Aqueles que consideram o jejum terapêutico devem discutir isso com o médico responsável para avaliar riscos e benefícios individuais e desenvolver uma abordagem adaptada à doença e à medicação específica. A supervisão médica é essencial para evitar possíveis complicações e garantir o sucesso do tratamento. Assim, ao tomar medicamentos, a absorção de nutrientes pode ser afetada pelo jejum, o que pode exigir ajustes na medicação. Além disso, condições pré-existentes, como diabetes ou insuficiência renal, podem representar contraindicações ao jejum terapêutico.

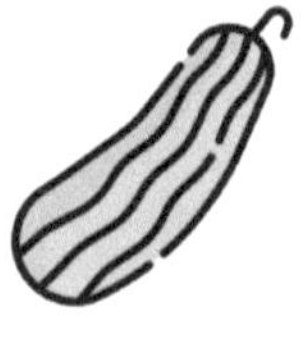

Artrite psoriásica (PsA)

Uma doença articular inflamatória crônica que frequentemente acompanha a doença de pele psoríase. Uma mudança na dieta pode ajudar a aliviar os sintomas da PsA.

Contraindicações

Fatores que se opõem a um tratamento específico, como o jejum terapêutico, pois podem apresentar riscos à saúde. Em doenças reumáticas, certos medicamentos ou comorbidades podem ser contraindicações ao jejum terapêutico.

Mediadores inflamatórios

Substâncias mensageiras no corpo que desencadeiam e intensificam inflamações. Através de uma dieta direcionada, esses mediadores podem ser reduzidos e os processos inflamatórios contidos.

Jejum intermitente

Uma forma de jejum terapêutico em que fases de ingestão de alimentos se alternam com fases de jejum. Pode ajudar a reduzir inflamações e melhorar a sensibilidade à insulina, o que pode ter um efeito positivo nas doenças reumáticas.

Distribuição das Fases do Jejum

Distribuição típica das fases do jejum terapêutico.

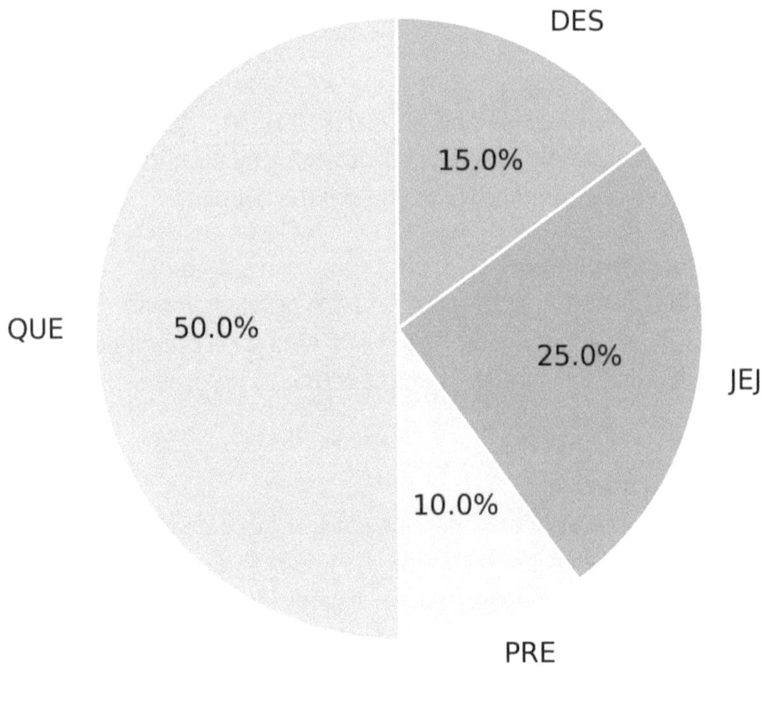

DES: Desjejum

JEJ: Jejum

PRE: Pré-Jejum

QUE: Dieta de Construção

A maior parte é dedicada ao período de jejum em si, destacando sua importância em todo o processo. As fases pré-jejum e de quebra do jejum, embora mais curtas, são cruciais para preparar o corpo e reintroduzir os alimentos gradualmente. A fase de desenvolvimento enfatiza o compromisso a longo prazo com uma dieta saudável após o término do jejum.

Monitoramento nutricional

O monitoramento nutricional acompanha a terapia de doenças reumáticas e ajuda a avaliar o estado nutricional, identificando precocemente alterações relacionadas ao tratamento. Controlar o peso permite inferir sobre uma possível subnutrição ou sobrecarga do corpo. Assim, uma perda de peso indesejada pode indicar uma necessidade aumentada de nutrientes ou distúrbios de absorção, que podem ser causados pela doença ou pelo tratamento [s124]. Por outro lado, um ganho de peso pode ser favorecido por certos medicamentos, como cortisona. Além do peso, parâmetros laboratoriais, como o nível de albumina no sangue, são relevantes para a avaliação do estado nutricional. A albumina é uma proteína produzida no fígado e atua como proteína transportadora para várias substâncias. Um nível baixo de albumina pode indicar desnutrição ou uma atividade inflamatória aumentada. O monitoramento da ingestão de nutrientes permite identificar pacientes em risco de deficiências nutricionais. Isso é feito por meio de protocolos alimentares, nos quais os pacientes documentam sua ingestão diária de alimentos, ou por meio de questionários direcionados sobre hábitos alimentares. Uma alimentação equilibrada e adequada às necessidades é importante em qualquer idade. A composição dos alimentos deve ser ajustada às necessidades individuais e à faixa etária [s125]. Suplementos alimentares ou preparações à base de plantas devem ser tomados apenas após consulta com o médico, pois podem interagir com medicamentos ou causar efeitos colaterais indesejados [s125]. Os resultados do monitoramento nutricional servem como base para recomendações alimentares individuais. Estas podem incluir, por exemplo, a adaptação da ingestão de energia, a otimização da ingestão de micronutrientes ou a recomendação de certas formas de dieta. Assim, em caso de necessidade aumentada de proteínas, pode ser recomendada uma dieta rica em proteínas para promover a construção muscular e a regeneração. Ao mesmo tempo, ao tomar medicamentos, é importante considerar possíveis interações com alimentos.

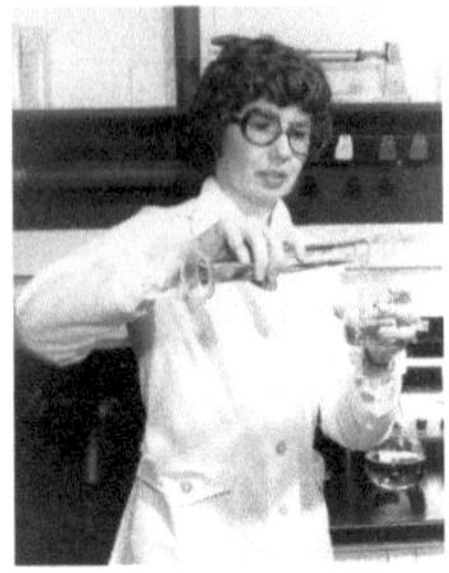

Parâmetros laboratoriais [i66]

Bom saber

Proteína

Proteínas que são importantes para a construção e manutenção de músculos e outros tecidos corporais. Em doenças reumáticas, uma ingestão adequada de proteínas pode manter a força muscular e apoiar o processo de cura.

Absorção

A absorção de nutrientes do intestino para o sangue pode ser prejudicada em doenças reumáticas e pode ser positivamente influenciada pela alimentação.

Micronutrientes

Nutrientes que o corpo necessita em menores quantidades, como vitaminas e minerais. Eles desempenham um papel importante no metabolismo e na defesa imunológica. Em doenças reumáticas, pode haver uma necessidade aumentada de certos micronutrientes.

Parâmetros de Monitoramento Nutricional

Distribuição dos principais parâmetros nutricionais monitorados durante a terapia dietética anti-inflamatória para doenças reumáticas.

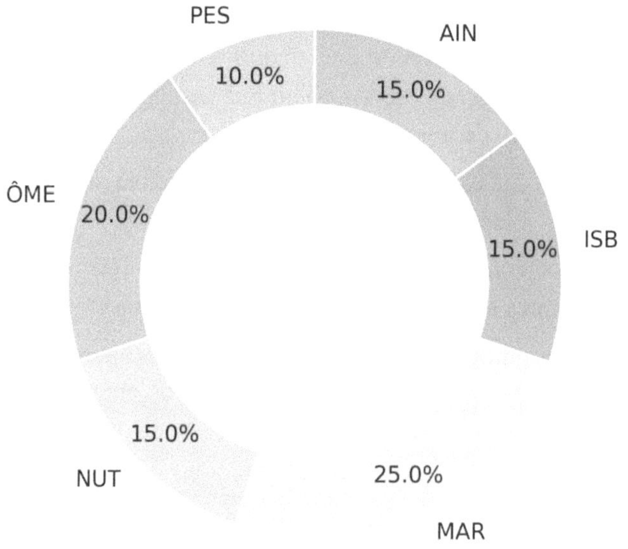

AIN: Níveis de Antioxidantes (Vitaminas A, C, E)

ISB: Marcadores de Saúde Intestinal (Diversidade do Microbioma)

MAR: Marcadores Inflamatórios (PCR, VHS)

NUT: Ingestão de Nutrientes (Vitaminas, Minerais)

ÔME: Ingestão de Ácidos Graxos Ômega-3

PES: Controle de Peso

A visualização destaca a importância relativa dada aos diferentes fatores nutricionais no manejo das condições reumáticas por meio da dieta. Um segmento maior indica um foco maior nesse parâmetro específico durante o monitoramento. A distribuição equilibrada sugere uma abordagem holística para o manejo dietético, considerando vários fatores interconectados que influenciam a inflamação e a saúde geral.

Conselhos concretos

- Elabore um plano de medicação pessoal que sincronize os horários de ingestão dos seus medicamentos com suas refeições, a fim de otimizar a tolerância.
- Experimente pequenas refeições frequentes ao longo do dia para reduzir a carga sobre seu sistema digestivo e melhorar a absorção de nutrientes.
- Prepare "refeições de emergência" que você possa preparar rápida e facilmente em caso de efeitos colaterais inesperados, como um caldo claro ou mingau de aveia.
- Desenvolva uma estratégia para situações sociais de refeição, a fim de garantir a adesão à sua dieta fora de casa.
- Aproveite os efeitos positivos do calor. Aqueça levemente seus alimentos antes de consumi-los para apoiar a digestão.
- Mantenha um diário onde você documente não apenas sua alimentação, mas também seu humor, nível de energia e sintomas, para identificar correlações.
- Utilize diferentes texturas em suas refeições. Combine alimentos macios com elementos crocantes para estimular a digestão.
- Aposte no poder da visualização. Imagine como sua alimentação influencia positivamente sua saúde para fortalecer sua motivação.
- Aprenda a entender seus medicamentos e seus possíveis efeitos colaterais. Converse com seu médico ou farmacêutico sobre seus riscos individuais.

Revisão - 5. Medidas complementares à dieta

As medidas complementares à dieta desempenham um papel decisivo no manejo de doenças reumáticas e podem influenciar significativamente sua qualidade de vida. Além de uma alimentação anti-inflamatória, que foca em alimentos integrais e ricos em nutrientes, existem uma série de outras ações que você pode integrar ativamente ao seu dia a dia para aliviar seus sintomas e aumentar seu bem-estar. Um enfoque holístico é fundamental, considerando movimento, relaxamento e um estilo de vida saudável.

Comece a integrar movimentos que respeitem suas articulações em sua rotina diária. Atividades como natação, hidroginástica, yoga ou Tai Chi aliviam suas articulações e, ao mesmo tempo, fortalecem sua musculatura. O treinamento de força moderado também pode, se realizado corretamente, estabilizar suas articulações e reduzir a dor. Certifique-se de ajustar a intensidade e o tipo de exercícios às suas necessidades individuais e limites físicos. Busque apoio profissional de fisioterapeutas ou treinadores especialmente capacitados para desenvolver um programa de treinamento seguro e eficaz. Lembre-se de que até pequenas sessões de movimento regulares podem ter um efeito positivo.

Além do movimento, técnicas de relaxamento como relaxamento muscular progressivo, treinamento autógeno ou exercícios de atenção plena podem ajudá-lo a reduzir o estresse e melhorar a qualidade do seu sono. O estresse afeta negativamente o sistema imunológico e pode agravar os sintomas reumáticos. Encontre o método de relaxamento que melhor se adapta a você e integre-o regularmente em sua rotina diária. Uma boa higiene do sono também contribui significativamente para seu bem-estar. Preste atenção a um ritmo regular de sono-vigília, evite cafeína, álcool e nicotina antes de dormir e crie um ambiente de sono relaxante.

Outro aspecto importante é o manejo consciente de substâncias de prazer e medicamentos. Reduza seu consumo de açúcar e sal e esteja atento a possíveis interações entre seus medicamentos e sua alimentação. Discuta seus hábitos alimentares e a ingestão de suplementos com seu médico para evitar efeitos colaterais indesejados. O jejum terapêutico pode ter efeitos positivos em doenças reumáticas, mas deve ser realizado apenas sob supervisão médica. Um monitoramento regular da alimentação, incluindo controle de peso e verificação de parâmetros laboratoriais relevantes, ajuda a manter seu estado nutricional sob controle e a reagir precocemente a possíveis deficiências.

A implementação de medidas complementares à dieta requer paciência, disciplina e uma adaptação individual às suas necessidades pessoais. Não desanime se nem todas as medidas surtirem efeito imediatamente. Concentre-se em pequenas metas realistas e celebre seus sucessos. Com uma abordagem holística e o apoio de profissionais, você pode influenciar ativamente seus sintomas reumáticos e melhorar sua qualidade de vida de forma sustentável.

Ofertas adicionais gratuitas planejadas

Temos o prazer de oferecer futuramente materiais complementares gratuitos para este livro:

- Um capítulo bônus exclusivo com conteúdo adicional
- Um resumo compacto de todo o livro em formato PDF
- Uma versão em radionovela (Em Planejamento)

A publicação destes materiais está prevista para 2025.
Sinta-se à vontade para visitar nosso site hoje mesmo. Assim que nosso serviço de newsletter for lançado (previsto para 2025), você poderá se registrar para receber atualizações e não perder nenhuma novidade sobre as ofertas adicionais gratuitas.

www.SaageBooks.com/pt/
nutricao_em_doencas_reumaticas-bonus-63T71Z

Caros leitores,

Nos sentimos profundamente honrados por terem dedicado tempo para ler nosso livro do início ao fim. Nosso maior desejo é fornecer insights valiosos e orientação prática. Sua confiança em nosso trabalho significa muito para nós. Esperamos que a leitura tenha sido enriquecedora para vocês. Se tiverem alguma dúvida ou sugestão, não hesitem em nos contactar através do nosso site.

Se gostaram deste livro, agradeceríamos muito uma avaliação honesta. Vocês podem facilmente deixar sua avaliação honesta na plataforma de vendas onde compraram o livro.
Obrigado pelo seu apoio!

Bendis Saage

Saage Media GmbH - Equipe

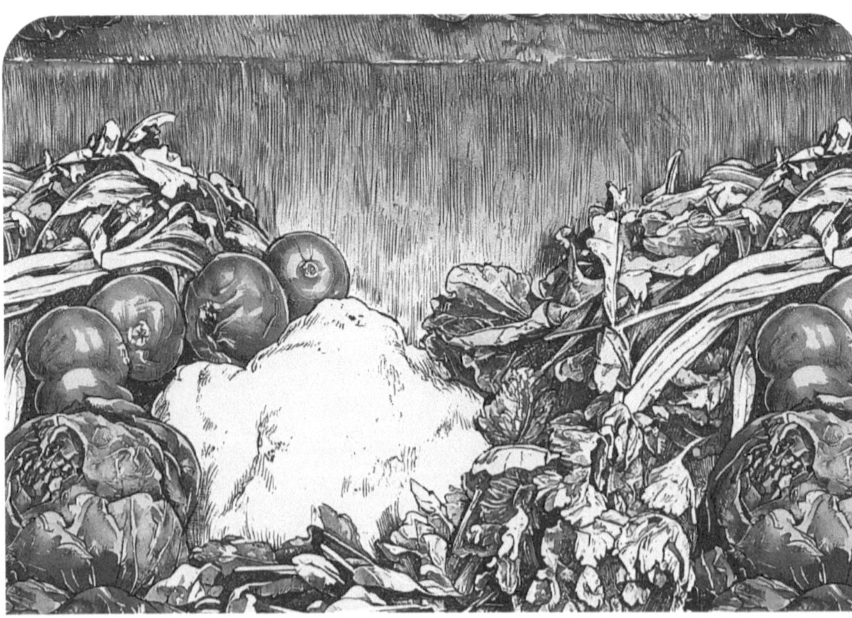

www.SaageBooks.com/pt

Descubra mais! O nosso site editorial oferece-lhe uma seleção diversificada de livros adicionais. Além de conteúdo gratuito e materiais bônus exclusivos, você encontrará informações detalhadas sobre nossas obras. Navegue pela nossa extensa oferta digital e inspire-se com experiências adicionais de leitura.

www.SaageBooks.com/pt

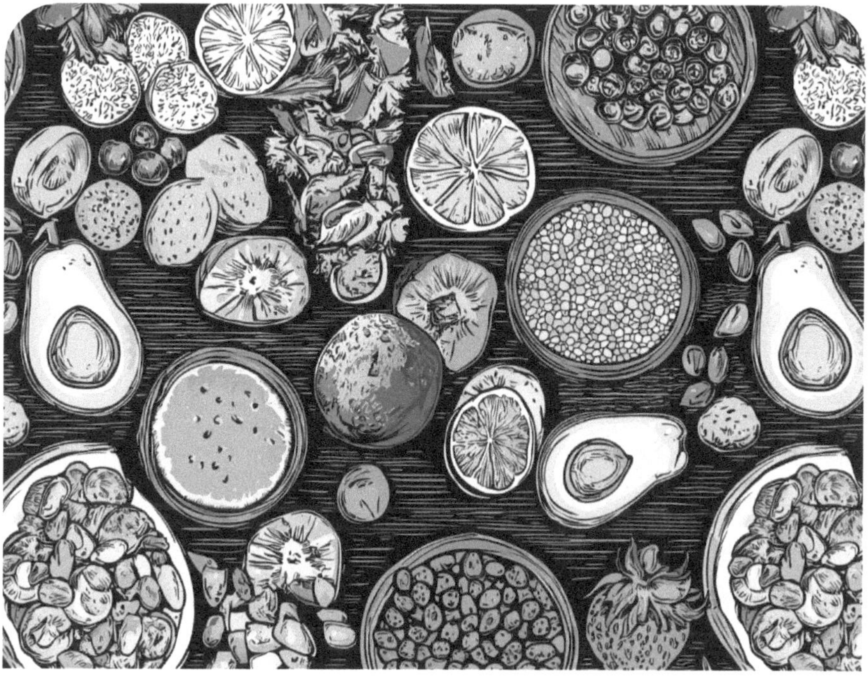

Fontes

Nossos sinceros agradecimentos a todos os autores das fontes científicas e não científicas citadas, aos operadores dos sites referenciados e aos criadores das imagens, gráficos e estudos utilizados, cujo valioso trabalho contribuiu para a criação deste livro. Para mais informações, recomendamos visitar os sites das fontes.
Se descobrir erros de mapeamento ou outras inconsistências, entre em contato conosco.

Todas as fontes foram acessadas pela última vez em: 2025-02-19

[s1] - https://pmc.ncbi.nlm.nih.gov/articles/PMC9736780/

Autor:	Christoph Schäfer, Gernot Keyßer	**Título:**	Lifestyle Factors and Their Influence on Rheumatoid Arthritis: A Narrative Review
por:	Department of Internal Medicine II, Medical Faculty, Martin Luther University Halle-Wittenberg	**DOI:**	10.3390/jcm11237179
Data:	2022 Dec 2	**Site:**	PMC (PubMed Central)
Editora:	Journal of Clinical Medicine		

[s2] - https://pmc.ncbi.nlm.nih.gov/articles/PMC10710847/

Autor:	Kartikey V Shekhar, Mrunmayee M Pathak, Gajanan Pisulkar	**Título:**	Diet and Lifestyle Impact on Rheumatoid Arthritis: A Comprehensive Review
por:	Jawaharlal Nehru Medical College, Datta Meghe Institute of Higher Education and Research	**DOI:**	10.7759/cureus.48625
Data:	2023 Nov 10	**Site:**	PubMed Central (PMC)
Editora:	Cureus		

[s3] - https://pmc.ncbi.nlm.nih.gov/articles/PMC11576095/

Autor:	Xiaoping Yu, Haomou Pu, Margaret Voss	**Título:**	Overview of anti-inflammatory diets and their promising effects on non-communicable diseases
DOI:	10.1017/S0007114524001405	**Data:**	2024 Oct 16
Site:	PubMed Central (PMC)	**Editora:**	The British Journal of Nutrition

[s4] - https://pmc.ncbi.nlm.nih.gov/articles/PMC5682732/

Autor:	Shweta Khanna, Kumar Sagar Jaiswal, Bhawna Gupta	**Título:**	Managing Rheumatoid Arthritis with Dietary Interventions
por:	Disease Biology Laboratory, School of Biotechnology, KIIT University, Bhubaneswar, Odisha, India	**DOI:**	10.3389/fnut.2017.00052
Data:	2017 Nov 8	**Site:**	PubMed Central (PMC)
Editora:	Frontiers in Nutrition		

[s5] - https://pmc.ncbi.nlm.nih.gov/articles/PMC7284442/

Autor:	Chiara Gioia, Bruno Lucchino, Maria Grazia Tarsitano, Cristina Iannuccelli, Manuela Di Franco	**Título:**	Dietary Habits and Nutrition in Rheumatoid Arthritis: Can Diet Influence Disease Development and Clinical Manifestations?
por:	Sapienza University of Rome	**DOI:**	10.3390/nu12051456
Data:	2020 May 18	**Site:**	PubMed Central (PMC)
Editora:	Nutrients		

[s6] - https://pmc.ncbi.nlm.nih.gov/articles/PMC8712653/

Autor:	Jacopo Ciaffi, Dmitri Mitselman, Luana Mancarella, Veronica Brusi, Lucia Lisi, Piero Ruscitti, Paola Cipriani, Riccardo Meliconi, Roberto Giacomelli, Claudio Borghi, Francesco Ursini	**Título:**	The Effect of Ketogenic Diet on Inflammatory Arthritis and Cardiovascular Health in Rheumatic Conditions: A Mini Review
por:	Medicine and Rheumatology Unit, Istituto di Ricovero e Cura a Carattere Scientifico (IRCCS), Istituto Ortopedico Rizzoli, Bologna, Italy; Department of Medical and Surgical Sciences, Istituto di Ricovero e Cura a Carattere Scientifico (IRCCS) S. Orsola, University of Bologna, Bologna, Italy; Rheumatology Unit, Department of Biotechnological and Applied Clinical Sciences, University of L'Aquila, L'Aquila, Italy; Department of Biomedical and Neuromotor Sciences (DIBINEM), Alma Mater Studiorum University of Bologna, Bologna, Italy; Unit of Allergology, Immunology, Rheumatology, Department of Medicine, Università Campus Bio-Medico Di Roma, Rome, Italy	**DOI:**	10.3389/fmed.2021.792846
Data:	2021 Dec 14	**Site:**	PubMed Central (PMC)
Editora:	Frontiers in Medicine		

[s7] - https://pmc.ncbi.nlm.nih.gov/articles/PMC8435108/

Autor:	Toan Do, Sarah Diamond, Caitlin Green, Malissa Warren	**Título:**	Nutritional Implications of Patients with Dysautonomia and Hypermobility Syndromes
por:	Oregon Health & Science University, Medical University of South Carolina, National Library of Medicine, National Institutes of Health, Department of Health and Human Services	**DOI:**	10.1007/s13668-021-00373-1
Data:	2021 Sep 12	**Site:**	PubMed Central (PMC)
Editora:	Current Nutrition Reports		

[s8] - https://pmc.ncbi.nlm.nih.gov/articles/PMC7284442/

Autor:	Chiara Gioia, Bruno Lucchino, Maria Grazia Tarsitano, Cristina Iannuccelli, Manuela Di Franco	**Título:**	Dietary Habits and Nutrition in Rheumatoid Arthritis: Can Diet Influence Disease Development and Clinical Manifestations?
por:	Sapienza University of Rome	**DOI:**	10.3390/nu12051456
Data:	2020 May 18	**Site:**	PubMed Central (PMC)
Editora:	Nutrients		

[s9] - https://pmc.ncbi.nlm.nih.gov/articles/PMC5682732/

Autor:	Shweta Khanna, Kumar Sagar Jaiswal, Bhawna Gupta	**Título:**	Managing Rheumatoid Arthritis with Dietary Interventions
por:	Disease Biology Laboratory, School of Biotechnology, KIIT University, Bhubaneswar, Odisha, India	**DOI:**	10.3389/fnut.2017.00052
Data:	2017 Nov 8	**Site:**	PubMed Central (PMC)
Editora:	Frontiers in Nutrition		

[s10] - https://pmc.ncbi.nlm.nih.gov/articles/PMC7284442/

Autor:	Chiara Gioia, Bruno Lucchino, Maria Grazia Tarsitano, Cristina Iannuccelli, Manuela Di Franco	**Título:**	Dietary Habits and Nutrition in Rheumatoid Arthritis: Can Diet Influence Disease Development and Clinical Manifestations?
por:	Sapienza University of Rome	**DOI:**	10.3390/nu12051456
Data:	2020 May 18	**Site:**	PubMed Central (PMC)
Editora:	Nutrients		

[s11] - https://pmc.ncbi.nlm.nih.gov/articles/PMC10300823/

Autor:	Sofia Charneca, Ana Hernando, Patricia Costa-Reis, Catarina Sousa Guerreiro	**Título:**	Beyond Seasoning—The Role of Herbs and Spices in Rheumatic Diseases
DOI:	10.3390/nu15122812	**Data:**	2023 Jun 20
Site:	PubMed Central (PMC)	**Editora:**	Nutrients

[s12] - https://pmc.ncbi.nlm.nih.gov/articles/PMC9654013/

Autor:	Pura Ballester, Begoña Cerdá, Raúl Arcusa, Javier Marhuenda, Karen Yamedjeu, Pilar Zafrilla	**Título:**	Effect of Ginger on Inflammatory Diseases
por:	Nutrition, Oxidative Stress and Bioavailability Group, Degree in Pharmacy, Faculty of Health Sciences, Catholic University of San Antonio de Murcia, 30107 Murcia, Spain	**DOI:**	10.3390/molecules27217223
Data:	2022 Oct 25	**Site:**	PubMed Central (PMC)

[s13] - https://pmc.ncbi.nlm.nih.gov/articles/PMC6588481/

Autor:	Haroon Khan, Antoni Sureda, Tarun Belwal, Sümeyra ÇETİNKAYA, İpek SÜNTAR, Silvia Tejada, Hari Prasad Devkota, Hammad Ullah, Michael Aschner	**Título:**	Polyphenols in the treatment of autoimmune diseases
DOI:	10.1016/j.autrev.2019.05.001	**Data:**	2019 May 3
Site:	PubMed Central (PMC)		

[s14] - https://pmc.ncbi.nlm.nih.gov/articles/PMC3150191/

Autor:	Jörg Jerosch	**Título:**	Effects of Glucosamine and Chondroitin Sulfate on Cartilage Metabolism in OA: Outlook on Other Nutrient Partners Especially Omega-3 Fatty Acids
DOI:	10.1155/2011/969012	**Data:**	2011 Aug 2
Site:	PubMed Central (PMC)	**Editora:**	International Journal of Rheumatology

[s15] - https://pmc.ncbi.nlm.nih.gov/articles/PMC3011108/

Autor:	Joseph C Maroon, Jeffrey W Bost, Adara Maroon	**Título:**	Natural anti-inflammatory agents for pain relief
por:	University of Pittsburgh Medical Center; Vanderbilt University	**DOI:**	10.4103/2152-7806.73804
Data:	2010 Dec 13	**Site:**	PubMed Central (PMC)
Editora:	Surgical Neurology International		

[s16] - https://pmc.ncbi.nlm.nih.gov/articles/PMC10710847/

Autor:	Kartikey V Shekhar, Mrunmayee M Pathak, Gajanan Pisulkar	**Título:**	Diet and Lifestyle Impact on Rheumatoid Arthritis: A Comprehensive Review
por:	Jawaharlal Nehru Medical College, Datta Meghe Institute of Higher Education and Research, Wardha, IND	**DOI:**	10.7759/cureus.48625
Data:	2023 Nov 10	**Site:**	PubMed Central (PMC)
Editora:	Cureus		

[s17] - https://pmc.ncbi.nlm.nih.gov/articles/PMC7284442/

Autor:	Chiara Gioia, Bruno Lucchino, Maria Grazia Tarsitano, Cristina Iannuccelli, Manuela Di Franco	**Título:**	Dietary Habits and Nutrition in Rheumatoid Arthritis: Can Diet Influence Disease Development and Clinical Manifestations?
por:	Sapienza University of Rome	**DOI:**	10.3390/nu12051456
Data:	2020 May 18	**Site:**	PubMed Central (PMC)
Editora:	Nutrients		

[s18] - https://pmc.ncbi.nlm.nih.gov/articles/PMC8878187/

Autor:	Maurizio Cutolo, Elena Nikiphorou	**Título:**	Nutrition and Diet in Rheumatoid Arthritis
DOI:	10.3390/nu14040888	**Data:**	2022 Feb 19
Site:	PubMed Central (PMC)	**Editora:**	Nutrients

[s19] - https://pmc.ncbi.nlm.nih.gov/articles/PMC8779769/

Autor:	Saikat Mitra, Shyamjit Paul, Sumon Roy, Hriday Sutradhar, Talha Bin Emran, Firzan Nainu, Mayeen Uddin Khandaker, Mohammed Almalki, Polrat Wilairatana, Mohammad S Mubarak	**Título:**	Exploring the Immune-Boosting Functions of Vitamins and Minerals as Nutritional Food Bioactive Compounds: A Comprehensive Review
DOI:	10.3390/molecules27020555	**Data:**	2022 Jan 16
Site:	PubMed Central (PMC)	**Editora:**	Molecules

[s20] - https://pmc.ncbi.nlm.nih.gov/articles/PMC7284442/

Autor:	Chiara Gioia, Bruno Lucchino, Maria Grazia Tarsitano, Cristina Iannuccelli, Manuela Di Franco	**Título:**	Dietary Habits and Nutrition in Rheumatoid Arthritis: Can Diet Influence Disease Development and Clinical Manifestations?
por:	Sapienza University of Rome	**DOI:**	10.3390/nu12051456
Data:	2020 May 18	**Site:**	PubMed Central (PMC)
Editora:	Nutrients		

[s21] - https://pmc.ncbi.nlm.nih.gov/articles/PMC3150191/

Autor:	Jörg Jerosch	**Título:**	Effects of Glucosamine and Chondroitin Sulfate on Cartilage Metabolism in OA: Outlook on Other Nutrient Partners Especially Omega-3 Fatty Acids
por:	Department of Orthopedics, Trauma Surgery and Sports Medicine, Johanna-Etienne Hospital, 41462 Neuss, Germany	**DOI:**	10.1155/2011/969012
Data:	2011 Aug 2	**Site:**	PubMed Central (PMC)
Editora:	International Journal of Rheumatology		

[s22] - https://pmc.ncbi.nlm.nih.gov/articles/PMC9025331/

Autor:	Sylvain Mathieu, Martin Soubrier, Cedric Peirs, Laurent-Emmanuel Monfoulet, Yves Boirie, Anne Tournadre	**Título:**	A Meta-Analysis of the Impact of Nutritional Supplementation on Osteoarthritis Symptoms
por:	Service de Rhumatologie, Centre Hospitalier Universitaire Gabriel Montpied; Neuro-Dol, Inserm, CHU Clermont-Ferrand, Université Clermont Auvergne; CRNH Auvergne, Unité de Nutrition Humaine, INRAE, Université Clermont Auvergne; Service de Nutrition Clinique, CHU Gabriel Montpied	**DOI:**	10.3390/nu14081607
Data:	2022 Apr 12	**Site:**	PubMed Central (PMC)
Editora:	Nutrients		

[s23] - https://pmc.ncbi.nlm.nih.gov/articles/PMC5682732/
Autor: Shweta Khanna, Kumar Sagar Jaiswal, Bhawna Gupta
Título: Managing Rheumatoid Arthritis with Dietary Interventions
por: Disease Biology Laboratory, School of Biotechnology, KIIT University, Bhubaneswar, Odisha, India
DOI: 10.3389/fnut.2017.00052
Data: 2017 Nov 8
Site: PubMed Central (PMC)
Editora: Frontiers in Nutrition

[s24] - https://www.ncbi.nlm.nih.gov/books/NBK493173/
Autor: Roma Pahwa, Amandeep Goyal, Ishwarlal Jialal
Título: Chronic Inflammation
por: StatPearls Publishing
Data: 2023/08/07
Site: NCBI Bookshelf
Editora: StatPearls Publishing

[s25] - https://pmc.ncbi.nlm.nih.gov/articles/PMC9650935/
Autor: Tanvi Banait, Anil Wanjari, Vedika Danade, Shashank Banait, Jyoti Jain
Título: Role of High-Sensitivity C-reactive Protein (Hs-CRP) in Non-communicable Diseases: A Review
por: Jawaharlal Nehru Medical College, Datta Meghe Institute of Medical Sciences; Mahatma Gandhi Institute of Medical Sciences
DOI: 10.7759/cureus.30225
Data: 2022 Oct 12
Site: PMC (PubMed Central)
Editora: Cureus

[s26] - https://pmc.ncbi.nlm.nih.gov/articles/PMC10773664/
Autor: Tariq Aziz, Nageen Hussain, Zunaira Hameed, Lin Lin
Título: Elucidating the role of diet in maintaining gut health to reduce the risk of obesity, cardiovascular and other age-related inflammatory diseases: recent challenges and future recommendations
DOI: 10.1080/19490976.2023.2297864
Data: 2024 Jan 4
Site: PubMed Central (PMC)
Editora: Gut Microbes

[s27] - https://pmc.ncbi.nlm.nih.gov/articles/PMC10343808/
Autor: Tariq Aziz, Ayaz Ali Khan, Athina Tzora, Chrysoula (Chrysa) Voidarou, Ioannis Skoufos
Título: Dietary Implications of the Bidirectional Relationship between the Gut Microflora and Inflammatory Diseases with Special Emphasis on Irritable Bowel Disease: Current and Future Perspective
por: University of Ioannina; University of Malakand
DOI: 10.3390/nu15132956
Data: 2023 Jun 29
Site: PubMed Central (PMC)
Editora: MDPI

[s28] - https://pmc.ncbi.nlm.nih.gov/articles/PMC3623013/
Autor: Heather K Vincent, Kendrick Heywood, Jacob Connelley, Robert W Hurley
Título: Weight Loss and Obesity in the Treatment and Prevention of Osteoarthritis
por: University of Florida
DOI: 10.1016/j.pmrj.2012.01.005
Data: 2012 May
Site: PubMed Central (PMC)

[s29] - https://pmc.ncbi.nlm.nih.gov/articles/PMC1483173/

Autor:	Steven E Shoelson; Jongsoon Lee; Allison B Goldfine	**Título:**	Inflammation and insulin resistance
por:	Joslin Diabetes Center and Department of Medicine, Harvard Medical School, Boston, Massachusetts, USA.	**DOI:**	10.1172/JCI29069
Data:	2006 Jul 3	**Site:**	PubMed Central (PMC)
Editora:	Journal of Clinical Investigation		

[s30] - https://pmc.ncbi.nlm.nih.gov/articles/PMC3372428/

Autor:	Margarethe M Bosma-den Boer, Marie-Louise van Wetten, Leo Pruimboom	**Título:**	Chronic inflammatory diseases are stimulated by current lifestyle: how diet, stress levels and medication prevent our body from recovering
por:	PubMed Central (PMC)	**DOI:**	10.1186/1743-7075-9-32
Data:	2012 Apr 17	**Site:**	pmc.ncbi.nlm.nih.gov
Editora:	Nutrition & Metabolism		

[s31] - https://pmc.ncbi.nlm.nih.gov/articles/PMC7188661/

Autor:	Débora da Luz Scheffer, Alexandra Latini	**Título:**	Exercise-induced immune system response: Anti-inflammatory status on peripheral and central organs
DOI:	10.1016/j.bbadis.2020.165823	**Data:**	2020 Apr 29
Site:	PubMed Central (PMC)	**Editora:**	Biochimica et Biophysica Acta. Molecular Basis of Disease

[s32] - https://pmc.ncbi.nlm.nih.gov/articles/PMC10710847/

Autor:	Kartikey V Shekhar; Mrunmayee M Pathak; Gajanan Pisulkar	**Título:**	Diet and Lifestyle Impact on Rheumatoid Arthritis: A Comprehensive Review
por:	Jawaharlal Nehru Medical College, Datta Meghe Institute of Higher Education and Research	**DOI:**	10.7759/cureus.48625
Data:	2023 Nov 10	**Site:**	PubMed Central (PMC)
Editora:	Cureus		

[s33] - https://pmc.ncbi.nlm.nih.gov/articles/PMC8620243/

Autor:	Camilla Barbero Mazzucca, Davide Raineri, Giuseppe Cappellano, Annalisa Chiocchetti	**Título:**	How to Tackle the Relationship between Autoimmune Diseases and Diet: Well Begun Is Half-Done
por:	Università del Piemonte Orientale	**DOI:**	10.3390/nu13113956
Data:	2021 Nov 5	**Site:**	PubMed Central (PMC)
Editora:	MDPI		

[s34] - https://pmc.ncbi.nlm.nih.gov/articles/PMC7284442/

Autor:	Chiara Gioia, Bruno Lucchino, Maria Grazia Tarsitano, Cristina Iannuccelli, Manuela Di Franco	**Título:**	Dietary Habits and Nutrition in Rheumatoid Arthritis: Can Diet Influence Disease Development and Clinical Manifestations?
por:	Sapienza University of Rome	**DOI:**	10.3390/nu12051456
Data:	2020 May 18	**Site:**	PubMed Central (PMC)

[s35] - https://pmc.ncbi.nlm.nih.gov/articles/PMC8878187/

Autor:	Maurizio Cutolo, Elena Nikiphorou	**Título:**	Nutrition and Diet in Rheumatoid Arthritis
DOI:	10.3390/nu14040888	**Data:**	2022 Feb 19
Site:	PubMed Central (PMC)	**Editora:**	Nutrients

[s36] - https://pmc.ncbi.nlm.nih.gov/articles/PMC7362115/

Autor:	Ifigenia Kostoglou-Athanassiou, Lambros Athanassiou, Panagiotis Athanassiou	**Título:**	The Effect of Omega-3 Fatty Acids on Rheumatoid Arthritis
DOI:	10.31138/mjr.31.2.190	**Data:**	2020 Jun 30
Site:	PubMed Central (PMC)	**Editora:**	Mediterranean Journal of Rheumatology

[s37] - https://pmc.ncbi.nlm.nih.gov/articles/PMC7284442/

Autor:	Chiara Gioia, Bruno Lucchino, Maria Grazia Tarsitano, Cristina Iannuccelli, Manuela Di Franco	**Título:**	Dietary Habits and Nutrition in Rheumatoid Arthritis: Can Diet Influence Disease Development and Clinical Manifestations?
por:	Sapienza University of Rome	**DOI:**	10.3390/nu12051456
Data:	2020 May 18	**Site:**	PubMed Central (PMC)
Editora:	Nutrients		

[s38] - https://pmc.ncbi.nlm.nih.gov/articles/PMC9736780/

Autor:	Christoph Schäfer, Gernot Keyßer	**Título:**	Lifestyle Factors and Their Influence on Rheumatoid Arthritis: A Narrative Review
por:	Martin Luther University Halle-Wittenberg	**DOI:**	10.3390/jcm11237179
Data:	2022 Dec 2	**Site:**	PubMed Central (PMC)
Editora:	Journal of Clinical Medicine		

[s39] - https://pmc.ncbi.nlm.nih.gov/articles/PMC7284442/

Autor:	Chiara Gioia, Bruno Lucchino, Maria Grazia Tarsitano, Cristina Iannuccelli, Manuela Di Franco	**Título:**	Dietary Habits and Nutrition in Rheumatoid Arthritis: Can Diet Influence Disease Development and Clinical Manifestations?
por:	Sapienza University of Rome	**DOI:**	10.3390/nu12051456
Data:	2020 May 18	**Site:**	PubMed Central (PMC)
Editora:	Nutrients		

[s40] - https://dx.doi.org/10.3390/nu14040888

Autor:	Maurizio Cutolo, Elena Nikiphorou	**Título:**	Nutrition and Diet in Rheumatoid Arthritis
por:	Multidisciplinary Digital Publishing Institute	**DOI:**	10.3390/nu14040888
Data:	2022-02-19	**Site:**	MDPI
Editora:	Multidisciplinary Digital Publishing Institute		

[s41] - https://www.ncbi.nlm.nih.gov/pmc/articles/PMC9025922/

Autor:	Camilla Barbero Mazzucca, Lorenza Scotti, Giuseppe Cappellano, Francesco Barone-Adesi, Annalisa Chiocchetti	**Título:**	Nutrition and Rheumatoid Arthritis Onset: A Prospective Analysis Using the UK Biobank
DOI:	10.3390/nu14081554	**Data:**	2022 Apr 8
Site:	PubMed Central (PMC)	**Editora:**	Nutrients

[s42] - https://pmc.ncbi.nlm.nih.gov/articles/PMC10710847/

Autor:	Kartikey V Shekhar, Mrunmayee M Pathak, Gajanan Pisulkar	**Título:**	Diet and Lifestyle Impact on Rheumatoid Arthritis: A Comprehensive Review
por:	Jawaharlal Nehru Medical College, Datta Meghe Institute of Higher Education and Research	**DOI:**	10.7759/cureus.48625
Data:	2023 Nov 10	**Site:**	PubMed Central (PMC)
Editora:	Cureus		

[s43] - https://pmc.ncbi.nlm.nih.gov/articles/PMC5682732/

Autor:	Shweta Khanna, Kumar Sagar Jaiswal, Bhawna Gupta	**Título:**	Managing Rheumatoid Arthritis with Dietary Interventions
por:	Disease Biology Laboratory, School of Biotechnology, KIIT University, Bhubaneswar, Odisha, India	**DOI:**	10.3389/fnut.2017.00052
Data:	2017 Nov 8	**Site:**	PubMed Central (PMC)
Editora:	Frontiers in Nutrition		

[s44] - https://pmc.ncbi.nlm.nih.gov/articles/PMC6836071/

Autor:	Julian Häger, Holger Bang, Melanie Hagen, Michael Frech, Pascal Träger, Maria V Sokolova, Ulrike Steffen, Koray Tascilar, Kerstin Sarter, Georg Schett, Jürgen Rech, Mario M Zaiss	**Título:**	The Role of Dietary Fiber in Rheumatoid Arthritis Patients: A Feasibility Study
por:	Friedrich-Alexander University (FAU) Erlangen-Nürnberg and Universitätsklinikum Erlangen; Melio.Care GmbH	**DOI:**	10.3390/nu11102392
Data:	2019 Oct 7	**Site:**	PubMed Central (PMC)
Editora:	Nutrients		

[s45] - https://pmc.ncbi.nlm.nih.gov/articles/PMC9180920/

Autor:	Maria Cuevas-Cervera, Jose Javier Perez-Montilla, Ana Gonzalez-Muñoz, Maria Carmen Garcia-Rios, Santiago Navarro-Ledesma	**Título:**	The Effectiveness of Intermittent Fasting, Time Restricted Feeding, Caloric Restriction, a Ketogenic Diet and the Mediterranean Diet as Part of the Treatment Plan to Improve Health and Chronic Musculoskeletal Pain: A Systematic Review
por:	University of Granada; Clínica Ana González	**DOI:**	10.3390/ijerph19116698
Data:	2022 May 30	**Site:**	PubMed Central (PMC)
Editora:	International Journal of Environmental Research and Public Health		

[s46] - https://pmc.ncbi.nlm.nih.gov/articles/PMC9177623/

Autor:	Samantha C Truman, Michael D Wirth, Swann Arp Adams, Gabrielle M Turner-McGrievy, Kelly E Reiss, James R Hébert	**Título:**	Meal Timing, Distribution of Macronutrients, and Inflammation among African-American Women: A Cross-Sectional Study
por:	University of South Carolina	**DOI:**	10.1080/07420528.2022.2053702
Data:	2022 Apr 5	**Site:**	PubMed Central (PMC)
Editora:	Taylor & Francis		

[s47] - https://pmc.ncbi.nlm.nih.gov/articles/PMC3150191/

Autor:	Jörg Jerosch	**Título:**	Effects of Glucosamine and Chondroitin Sulfate on Cartilage Metabolism in OA: Outlook on Other Nutrient Partners Especially Omega-3 Fatty Acids
DOI:	10.1155/2011/969012	**Data:**	2011 Aug 2
Site:	PubMed Central (PMC)	**Editora:**	International Journal of Rheumatology

[s48] - https://pmc.ncbi.nlm.nih.gov/articles/PMC7284442/

Autor:	Chiara Gioia, Bruno Lucchino, Maria Grazia Tarsitano, Cristina Iannuccelli, Manuela Di Franco	**Título:**	Dietary Habits and Nutrition in Rheumatoid Arthritis: Can Diet Influence Disease Development and Clinical Manifestations?
por:	Sapienza University of Rome	**DOI:**	10.3390/nu12051456
Data:	2020 May 18	**Site:**	PubMed Central (PMC)
Editora:	Nutrients		

[s49] - https://dx.doi.org/10.1186/s13075-022-02781-2

Autor:	Johanna Sigaux, Sylvain Mathieu, Yann Nguyen, Pauline Sanchez, Jean-Guillaume Letarouilly, Martin Soubrier, Sébastien Czernichow, René-Marc Flipo, Jérémie Sellam, Claire Daïen	**Título:**	Impact of type and dose of oral polyunsaturated fatty acid supplementation on disease activity in inflammatory rheumatic diseases: a systematic literature review and meta-analysis
por:	BioMed Central	**DOI:**	10.1186/s13075-022-02781-2
Data:	2022-05-07	**Site:**	Arthritis Research & Therapy
Editora:	BioMed Central		

[s50] - https://pmc.ncbi.nlm.nih.gov/articles/PMC5682732/

Autor:	Shweta Khanna, Kumar Sagar Jaiswal, Bhawna Gupta	**Título:**	Managing Rheumatoid Arthritis with Dietary Interventions
por:	KIIT University	**DOI:**	10.3389/fnut.2017.00052
Data:	2017 Nov 8	**Site:**	PubMed Central (PMC)
Editora:	Frontiers in Nutrition		

[s51] - https://pmc.ncbi.nlm.nih.gov/articles/PMC10300823/

Autor:	Sofia Charneca, Ana Hernando, Patrícia Costa-Reis, Catarina Sousa Guerreiro	**Título:**	Beyond Seasoning—The Role of Herbs and Spices in Rheumatic Diseases
por:	Laboratório de Nutrição, Faculdade de Medicina, Universidade de Lisboa	**DOI:**	10.3390/nu15122812
Data:	2023 Jun 20	**Site:**	PubMed Central (PMC)
Editora:	Nutrients		

[s52] - https://www.ncbi.nlm.nih.gov/pmc/articles/PMC9025331/

Autor:	Sylvain Mathieu, Martin Soubrier, Cedric Peirs, Laurent-Emmanuel Monfoulet, Yves Boirie, Anne Tournadre	**Título:**	A Meta-Analysis of the Impact of Nutritional Supplementation on Osteoarthritis Symptoms
por:	Service de Rhumatologie, Centre Hospitalier Universitaire Gabriel Montpied, Neuro-Dol, Inserm, CHU Clermont-Ferrand, Université Clermont Auvergne, CRNH Auvergne, Unité de Nutrition Humaine, INRAE, Service de Nutrition Clinique, CHU Gabriel Montpied	**DOI:**	10.3390/nu14081607
Data:	2022 Apr 12	**Site:**	PubMed Central (PMC)
Editora:	Nutrients		

[s53] - https://pmc.ncbi.nlm.nih.gov/articles/PMC8712653/

Autor:	Jacopo Ciaffi, Dmitri Mitselman, Luana Mancarella, Veronica Brusi, Lucia Lisi, Piero Ruscitti, Paola Cipriani, Riccardo Meliconi, Roberto Giacomelli, Claudio Borghi, Francesco Ursini	**Título:**	The Effect of Ketogenic Diet on Inflammatory Arthritis and Cardiovascular Health in Rheumatic Conditions: A Mini Review
DOI:	10.3389/fmed.2021.792846	**Data:**	2021 Dec 14
Site:	PubMed Central (PMC)	**Editora:**	Frontiers in Medicine

[s54] - https://pmc.ncbi.nlm.nih.gov/articles/PMC4238740/

Autor:	H Bliddal, A R Leeds, R Christensen	**Título:**	Osteoarthritis, obesity and weight loss: evidence, hypotheses and horizons – a scoping review
por:	National Center for Biotechnology Information (NCBI)	**DOI:**	10.1111/obr.12173
Data:	2014 Apr 22	**Site:**	PMC (PubMed Central)
Editora:	Obesity Reviews		

[s55] - https://pmc.ncbi.nlm.nih.gov/articles/PMC6142028/

Autor:	Marta Skoczyńska, Jerzy Świerkot	**Título:**	The role of diet in rheumatoid arthritis
DOI:	10.5114/reum.2018.77979	**Data:**	2018 Aug 31
Site:	PubMed Central (PMC)		

[s56] - https://pmc.ncbi.nlm.nih.gov/articles/PMC3150191/

Autor:	Jörg Jerosch	**Título:**	Effects of Glucosamine and Chondroitin Sulfate on Cartilage Metabolism in OA: Outlook on Other Nutrient Partners Especially Omega-3 Fatty Acids
por:	Department of Orthopedics, Trauma Surgery and Sports Medicine, Johanna-Etienne Hospital, 41462 Neuss, Germany	**DOI:**	10.1155/2011/969012
Data:	2011 Aug 2	**Site:**	PubMed Central (PMC)
Editora:	International Journal of Rheumatology		

[s57] - https://pmc.ncbi.nlm.nih.gov/articles/PMC7693548/

Autor:	Meltem Vural, Benoit Gilbert, Işıl Ü stün, Sibel Caglar, Axel Finckh	**Título:**	Mini-Review: Human Microbiome and Rheumatic Diseases
DOI:	10.3389/fcimb.2020.491160	**Data:**	2020 Nov 10
Site:	PubMed Central (PMC)	**Editora:**	Frontiers in Cellular and Infection Microbiology

[s58] - https://pmc.ncbi.nlm.nih.gov/articles/PMC10471880/

Autor:	Ennio Lubrano, Silvia Scriffignano, Kurt de Vlam, Mario Ronga, Fabio Massimo Perrotta, Rik Lories	**Título:**	Triple jump for the optimal management of psoriatic arthritis: diet, sleep and exercise – a review
DOI:	10.1136/rmdopen-2023-003339	**Data:**	2023 Aug 30
Site:	PubMed Central (PMC)	**Editora:**	RMD Open

[s59] - https://pmc.ncbi.nlm.nih.gov/articles/PMC9824311/

Autor:	Ioanna Alexandropoulou, Maria G Grammatikopoulou, Kalliopi K Gkouskou, Agathi A Pritsa, Tonia Vassilakou, Eirini Rigopoulou, Helen M Lindqvist, Dimitrios P Bogdanos	**Título:**	Ceramides in Autoimmune Rheumatic Diseases: Existing Evidence and Therapeutic Considerations for Diet as an Anticeramide Treatment
DOI:	10.3390/nu15010229	**Data:**	2023 Jan 2
Site:	PubMed Central (PMC)	**Editora:**	Nutrients

[s60] - https://pmc.ncbi.nlm.nih.gov/articles/PMC8712653/

Autor:	Jacopo Ciaffi, Dmitri Mitselman, Luana Mancarella, Veronica Brusi, Lucia Lisi, Piero Ruscitti, Paola Cipriani, Riccardo Meliconi, Roberto Giacomelli, Claudio Borghi, Francesco Ursini	**Título:**	The Effect of Ketogenic Diet on Inflammatory Arthritis and Cardiovascular Health in Rheumatic Conditions: A Mini Review
DOI:	10.3389/fmed.2021.792846	**Data:**	2021 Dec 14
Site:	PubMed Central (PMC)	**Editora:**	Frontiers in Medicine

[s61] - https://pmc.ncbi.nlm.nih.gov/articles/PMC8539185/

Autor:	Simona Gabriela Bungau, Tapan Behl, Anuja Singh, Aayush Sehgal, Sukhbir Singh, Sridevi Chigurupati, Shantini Vijayabalan, Suprava Das, Vasanth Raj Palanimuthu	**Título:**	Targeting Probiotics in Rheumatoid Arthritis
DOI:	10.3390/nu13103376	**Data:**	2021 Sep 26
Site:	PubMed Central (PMC)	**Editora:**	Nutrients

[s62] - https://pmc.ncbi.nlm.nih.gov/articles/PMC7400845/

Autor:	Priyanka Jadhav, Yan Jiang, Karolin Jarr, Cosima Layton, Judith F Ashouri, Sidhartha R Sinha	**Título:**	Efficacy of Dietary Supplements in Inflammatory Bowel Disease and Related Autoimmune Diseases
DOI:	10.3390/nu12072156	**Data:**	2020 Jul 20
Site:	PubMed Central (PMC)	**Editora:**	Nutrients

[s63] - https://pmc.ncbi.nlm.nih.gov/articles/PMC9541512/

Autor:	Maria L Musumeci, Maria R Nasca, Simona Boscaglia, Giuseppe Micali	**Título:**	The role of lifestyle and nutrition in psoriasis: Current status of knowledge and interventions
por:	University of Catania	**DOI:**	10.1111/dth.15685
Data:	2022 Jul 18	**Site:**	PubMed Central (PMC)
Editora:	Dermatologic Therapy		

[s64] - https://pmc.ncbi.nlm.nih.gov/articles/PMC8951113/

Autor:	Stefan Lucian Popa, Dinu Iuliu Dumitrascu, Vlad Dumitru Brata, Traian Adrian Duse, Maria Delia Florea, Abdulrahman Ismaiel, Laura Mirela Muntean, Simona Grad	**Título:**	Nutrition in Spondyloarthritis and Related Immune-Mediated Disorders
por:	Iuliu Hatieganu University of Medicine and Pharmacy, National Library of Medicine	**DOI:**	10.3390/nu14061278
Data:	2022 Mar 17	**Site:**	PubMed Central (PMC)
Editora:	MDPI		

[s65] - https://pmc.ncbi.nlm.nih.gov/articles/PMC8951113/

Autor:	Stefan Lucian Popa, Dinu Iuliu Dumitrascu, Vlad Dumitru Brata, Traian Adrian Duse, Maria Delia Florea, Abdulrahman Ismaiel, Laura Mirela Muntean, Simona Grad	**Título:**	Nutrition in Spondyloarthritis and Related Immune-Mediated Disorders
por:	"Iuliu Hatieganu" University of Medicine and Pharmacy, National Library of Medicine	**DOI:**	10.3390/nu14061278
Data:	2022 Mar 17	**Site:**	PubMed Central (PMC)
Editora:	Nutrients		

[s66] - https://www.ncbi.nlm.nih.gov/pmc/articles/PMC10218217/

Autor:	Petros C Dinas, Rikke Helene Moe, Carina Boström, Rena I Kosti, George D Kitas, George S Metsios, on behalf of the students of module 5104 (Introduction to Systematic Reviews)	**Título:**	Combined Effects of Diet and Physical Activity on Inflammatory Joint Disease: A Systematic Review and Meta-Analysis
por:	University of Thessaly; National Resource Centre for Rehabilitation in Rheumatology, Department of Rheumatology, Diakonhjemmet Hospital; Karolinska Institutet; Dudley Group of Hospitals NHS Foundation Trust, Department of Rheumatology, Russells Hall Hospital; School of Sport, Exercise and Rehabilitation Sciences, University of Birmingham	**DOI:**	10.3390/healthcare11101427
Data:	2023 May 15	**Site:**	PubMed Central (PMC)
Editora:	Healthcare		

[s67] - https://pmc.ncbi.nlm.nih.gov/articles/PMC9143911/

Autor:	Stylianos Tomaras, Gernot Keyßer, Eugen Feist	**Título:**	Curcumin: Useful add-on for Rheumatic Diseases?
DOI:	10.3390/jcm11102908	**Data:**	2022 May 20
Site:	PubMed Central (PMC)	**Editora:**	Journal of Clinical Medicine

[s68] - https://pmc.ncbi.nlm.nih.gov/articles/PMC8341538/

Autor:	Hiroto Minamino, Masao Katsushima, Motomu Hashimoto, Yoshihito Fujita, Mie Torii, Kaori Ikeda, Nozomi Isomura, Yasuo Oguri, Wataru Yamamoto, Ryu Watanabe, Kosaku Murakami, Koichi Murata, Kohei Nishitani, Masao Tanaka, Hiromu Ito, Miyabi Uda, Kazuko Nin, Hidenori Arai, Shuichi Matsuda, Akio Morinobu, Nobuya Inagaki	**Título:**	Influence of dietary habits on depression among patients with rheumatoid arthritis: A cross-sectional study using KURAMA cohort database
DOI:	10.1371/journal.pone.0255526	**Data:**	2021 Aug 5
Site:	PubMed Central (PMC)	**Editora:**	PLoS ONE

[s69] - https://www.mdpi.com/2072-6643/15/1/95

Autor:	Christina Heidt, Ulrike Kämmerer, Thorsten Marquardt, Monika Reuss-Borst	**Título:**	Nutrition Patterns and Their Gender Differences among Rheumatoid Arthritis Patients: A Descriptive Study
por:	Multidisciplinary Digital Publishing Institute	**DOI:**	10.3390/nu15010095
Data:	2022-12-24	**Site:**	MDPI
Editora:	Multidisciplinary Digital Publishing Institute		

[s70] - https://www.mdpi.com/2072-6643/15/3/676

Autor:	Panos Papandreou, Aristea Gioxari, Efstratia Daskalou, Maria G. Grammatikopoulou, Maria Skouroliakou, Dimitrios P. Bogdanos	**Título:**	Mediterranean Diet and Physical Activity Nudges versus Usual Care in Women with Rheumatoid Arthritis: Results from the MADEIRA Randomized Controlled Trial
por:	Multidisciplinary Digital Publishing Institute	**DOI:**	10.3390/nu15030676
Data:	2023-01-28	**Editora:**	Multidisciplinary Digital Publishing Institute

[s71] - https://pmc.ncbi.nlm.nih.gov/articles/PMC9126839/

Autor:	Tala Raad, Elena George, Anne Griffin, Louise Larkin, Alexander Fraser, Norelee Kennedy, Audrey Tierney	**Título:**	A randomised controlled trial of a Mediterranean Dietary Intervention for Adults with Rheumatoid Arthritis (MEDRA): Study protocol
por:	University of Limerick, Deakin University, University Hospital Limerick, La Trobe University	**DOI:**	10.1016/j.conctc.2022.100919
Data:	2022 May 3	**Site:**	PMC
Editora:	Contemporary Clinical Trials Communications		

[s72] - https://pmc.ncbi.nlm.nih.gov/articles/PMC10588234/

Autor:	Naima Hagström, Elin Lövestam, Afsaneh Koochek, Lillemor Berntson	**Título:**	A qualitative evaluation of the specific carbohydrate diet for juvenile idiopathic arthritis based on children's and parents' experiences
por:	Department of Women's and Children's Health, Uppsala University, Uppsala, Sweden; Department of Food Studies, Nutrition and Dietetics, Uppsala University, Uppsala, Sweden	**DOI:**	10.1186/s12969-023-00914-8
Data:	2023 Oct 19	**Site:**	PubMed Central (PMC)
Editora:	Pediatric Rheumatology Online Journal		

[s73] - https://pmc.ncbi.nlm.nih.gov/articles/PMC5682732/

Autor:	Shweta Khanna, Kumar Sagar Jaiswal, Bhawna Gupta	**Título:**	Managing Rheumatoid Arthritis with Dietary Interventions
por:	Disease Biology Laboratory, School of Biotechnology, KIIT University, Bhubaneswar, Odisha, India	**DOI:**	10.3389/fnut.2017.00052
Data:	2017 Nov 8	**Site:**	PubMed Central (PMC)
Editora:	Frontiers in Nutrition		

[s74] - https://pmc.ncbi.nlm.nih.gov/articles/PMC9126839/

Autor:	Tala Raad, Elena George, Anne Griffin, Louise Larkin, Alexander Fraser, Norelee Kennedy, Audrey Tierney	**Título:**	A randomised controlled trial of a Mediterranean Dietary Intervention for Adults with Rheumatoid Arthritis (MEDRA): Study protocol
por:	University of Limerick, Deakin University, University Hospital Limerick, La Trobe University, National Library of Medicine (footer)	**DOI:**	10.1016/j.conctc.2022.100919
Data:	2022 May 3	**Site:**	PMC (PubMed Central)

[s75] - https://pmc.ncbi.nlm.nih.gov/articles/PMC9126839/

Autor:	Tala Raad, Elena George, Anne Griffin, Louise Larkin, Alexander Fraser, Norelee Kennedy, Audrey Tierney	**Título:**	A randomised controlled trial of a Mediterranean Dietary Intervention for Adults with Rheumatoid Arthritis (MEDRA): Study protocol
por:	University of Limerick, Deakin University, University Hospital Limerick, La Trobe University	**DOI:**	10.1016/j.conctc.2022.100919
Data:	2022 May 3	**Site:**	PubMed Central (PMC)

[s76] - https://pmc.ncbi.nlm.nih.gov/articles/PMC6997513/

Autor:	Marta F Bustamante, Meritxall Agustín-Perez, Francesca Cedola, Roxana Coras, Rekha Narasimhan, Shahrokh Golshan, Monica Guma	**Título:**	Design of an anti-inflammatory diet (ITIS diet) for patients with rheumatoid arthritis
por:	University of California San Diego; Autonomous University of Barcelona	**DOI:**	10.1016/j.conctc.2020.100524
Data:	2020 Jan 21	**Site:**	PubMed Central (PMC)
Editora:	Contemporary Clinical Trials Communications		

[s77] - https://pmc.ncbi.nlm.nih.gov/articles/PMC5909253/

Autor:	Anna Winkvist, Linnea Bärebring, Inger Gjertsson, Lars Ellegård, Helen M Lindqvist	**Título:**	A randomized controlled cross-over trial investigating the effect of anti-inflammatory diet on disease activity and quality of life in rheumatoid arthritis: the Anti-inflammatory Diet In Rheumatoid Arthritis (ADIRA) study protocol
por:	Sahlgrenska Academy, University of Gothenburg	**DOI:**	10.1186/s12937-018-0354-x
Data:	2018 Apr 20	**Site:**	PubMed Central (PMC)
Editora:	Nutrition Journal		

[s78] - https://pmc.ncbi.nlm.nih.gov/articles/PMC8666892/

Autor:	Peter C Taylor, Mart Van de Laar, Andrew Laster, Walid Fakhouri, Amanda Quebe, Inmaculada de la Torre, Saundra Jain	**Título:**	Call for action: incorporating wellness practices into a holistic management plan for rheumatoid arthritis—going beyond treat to target
DOI:	10.1136/rmdopen-2021-001959	**Data:**	2021 Dec 10
Site:	PubMed Central (PMC)		

[s79] - https://pmc.ncbi.nlm.nih.gov/articles/PMC5449457/

Autor:	John A Sturgeon, Patrick H Finan, Alex J Zautra	**Título:**	Affective disturbance in rheumatoid arthritis: psychological and disease-related pathways
DOI:	10.1038/nrrheum.2016.112	**Data:**	2016 Jul 14
Site:	PubMed Central (PMC)	**Editora:**	Nature reviews. Rheumatology

[s80] - https://pmc.ncbi.nlm.nih.gov/articles/PMC8666892/

Autor:	Peter C Taylor, Mart Van de Laar, Andrew Laster, Walid Fakhouri, Amanda Quebe, Inmaculada de la Torre, Saundra Jain	**Título:**	Call for action: incorporating wellness practices into a holistic management plan for rheumatoid arthritis—going beyond treat to target
por:	National Library of Medicine (NLM)	**DOI:**	10.1136/rmdopen-2021-001959
Data:	2021 Dec 10	**Site:**	PubMed Central (PMC)
Editora:	RMD Open		

[s81] - https://pmc.ncbi.nlm.nih.gov/articles/PMC8346200/

Autor:	Margarida Ferro, Sofia Charneca, Eduardo Dourado, Catarina Sousa Guerreiro, João Eurico Fonseca	**Título:**	Probiotic Supplementation for Rheumatoid Arthritis: A Promising Adjuvant Therapy in the Gut Microbiome Era
DOI:	10.3389/fphar.2021.711788	**Data:**	2021 Jul 23
Site:	PubMed Central (PMC)	**Editora:**	Frontiers in Pharmacology

[s82] - https://pmc.ncbi.nlm.nih.gov/articles/PMC8878187/

Autor:	Maurizio Cutolo, Elena Nikiphorou	**Título:**	Nutrition and Diet in Rheumatoid Arthritis
DOI:	10.3390/nu14040888	**Data:**	2022 Feb 19
Site:	PubMed Central (PMC)	**Editora:**	Nutrients

[s83] - https://pmc.ncbi.nlm.nih.gov/articles/PMC5827298/

Autor:	Humeira Badsha	**Título:**	Role of Diet in Influencing Rheumatoid Arthritis Disease Activity
por:	Dr. Humeira Badsha Medical Center, Beach Park Plaza, Jumeira Road, Dubai, UAE	**DOI:**	10.2174/1874312901812010019
Data:	2018 Feb 8	**Site:**	PubMed Central (PMC)
Editora:	The Open Rheumatology Journal		

[s84] - https://pmc.ncbi.nlm.nih.gov/articles/PMC5682732/

Autor:	Shweta Khanna, Kumar Sagar Jaiswal, Bhawna Gupta	**Título:**	Managing Rheumatoid Arthritis with Dietary Interventions
por:	Disease Biology Laboratory, School of Biotechnology, KIIT University, Bhubaneswar, Odisha, India	**DOI:**	10.3389/fnut.2017.00052
Data:	2017 Nov 8	**Site:**	PubMed Central (PMC)
Editora:	Frontiers in Nutrition		

[s85] - https://pmc.ncbi.nlm.nih.gov/articles/PMC7063796/

Autor:	Alessia Alunno, Elena Nikiphorou, Elena Philippou, Claire Daien, Dieter Wiek, Marios Kouloumas, Maurizio Cutolo	**Título:**	Nutrition in RMDs: is it really food for thought? Focus on rheumatoid arthritis
por:	University of Perugia; King's College London; University of Nicosia; Montpellier hospital; EULAR PARE; Deutsche Rheuma-Liga; Cyprus League Against Rheumatism; University of Genoa	**DOI:**	10.1186/s41927-020-0113-4
Data:	2020 Mar 10	**Site:**	PubMed Central (PMC)
Editora:	BMC Rheumatology		

[s86] - https://pmc.ncbi.nlm.nih.gov/articles/PMC10728660/

Autor:	Eric Fordjour, Charles F Manful, Rabia Javed, Lakshman W Galagedara, Chad W Cuss, Mumtaz Cheema, Raymond Thomas	**Título:**	Chaga mushroom: a super-fungus with countless facets and untapped potential
por:	University of Western Ontario; Memorial University of Newfoundland	**DOI:**	10.3389/fphar.2023.1273786
Data:	2023 Dec 5	**Site:**	PubMed Central (PMC)
Editora:	Frontiers in Pharmacology		

[s87] - https://pmc.ncbi.nlm.nih.gov/articles/PMC9571356/

Autor:	Ömer Elma, Katherine Brain, Huan-Ji Dong	**Título:**	The Importance of Nutrition as a Lifestyle Factor in Chronic Pain Management: A Narrative Review
DOI:	10.3390/jcm11195950	**Data:**	2022 Oct 9
Site:	PubMed Central (PMC)	**Editora:**	Journal of Clinical Medicine

[s88] - https://pmc.ncbi.nlm.nih.gov/articles/PMC7284442/

Autor:	Chiara Gioia, Bruno Lucchino, Maria Grazia Tarsitano, Cristina Iannuccelli, Manuela Di Franco	**Título:**	Dietary Habits and Nutrition in Rheumatoid Arthritis: Can Diet Influence Disease Development and Clinical Manifestations?
por:	Sapienza University of Rome	**DOI:**	10.3390/nu12051456
Data:	2020 May 18	**Site:**	PubMed Central (PMC)
Editora:	Nutrients		

[s89] - https://pmc.ncbi.nlm.nih.gov/articles/PMC7352291/

Autor:	Mohammed Iddir, Alex Brito, Giulia Dingeo, Sofia Sosa Fernandez Del Campo, Hanen Samouda, Michael R La Frano, Torsten Bohn	**Título:**	Strengthening the Immune System and Reducing Inflammation and Oxidative Stress through Diet and Nutrition: Considerations during the COVID-19 Crisis
por:	Luxembourg Institute of Health; Laboratory of Pharmacokinetics and Metabolomic Analysis, I.M. Sechenov First Moscow Medical University; California Polytechnic State University	**DOI:**	10.3390/nu12061562
Data:	2020 May 27	**Site:**	PubMed Central (PMC)
Editora:	MDPI		

[s90] - https://pmc.ncbi.nlm.nih.gov/articles/PMC10773664/

Autor:	Tariq Aziz, Nageen Hussain, Zunaira Hameed, Lin Lin	**Título:**	Elucidating the role of diet in maintaining gut health to reduce the risk of obesity, cardiovascular and other age-related inflammatory diseases: recent challenges and future recommendations
DOI:	10.1080/19490976.2023.2297864	**Data:**	2024 Jan 4
Site:	PubMed Central (PMC)	**Editora:**	Gut Microbes

[s91] - https://pmc.ncbi.nlm.nih.gov/articles/PMC4124560/

Autor:	Mahsa Jalili, Sousan Kolahi, Seyed-Rafi Aref-Hosseini, Mehrangiz Ebrahimi Mamegani, Azita Hekmatdoost	**Título:**	Beneficial Role of Antioxidants on Clinical Outcomes and Erythrocyte Antioxidant Parameters in Rheumatoid Arthritis Patients
por:	Shahid Beheshti University of Medical Sciences, Tabriz University of Medical Sciences	**Data:**	2014 Jul
Site:	PubMed Central (PMC)	**Editora:**	International Journal of Preventive Medicine

[s92] - https://pmc.ncbi.nlm.nih.gov/articles/PMC5827298/

Autor:	Humeira Badsha	**Título:**	Role of Diet in Influencing Rheumatoid Arthritis Disease Activity
por:	Dr. Humeira Badsha Medical Center, Beach Park Plaza, Jumeira Road, Dubai, UAE	**DOI:**	10.2174/1874312901812010019
Data:	2018 Feb 8	**Site:**	PubMed Central (PMC)
Editora:	The Open Rheumatology Journal		

[s93] - https://pmc.ncbi.nlm.nih.gov/articles/PMC10710847/

Autor:	Kartikey V Shekhar, Mrunmayee M Pathak, Gajanan Pisulkar	**Título:**	Diet and Lifestyle Impact on Rheumatoid Arthritis: A Comprehensive Review
por:	Jawaharlal Nehru Medical College, Datta Meghe Institute of Higher Education and Research	**DOI:**	10.7759/cureus.48625
Data:	2023 Nov 10	**Site:**	PubMed Central (PMC)
Editora:	Cureus		

[s94] - https://pmc.ncbi.nlm.nih.gov/articles/PMC5682732/

Autor:	Shweta Khanna, Kumar Sagar Jaiswal, Bhawna Gupta	**Título:**	Managing Rheumatoid Arthritis with Dietary Interventions
por:	Disease Biology Laboratory, School of Biotechnology, KIIT University, Bhubaneswar, Odisha, India	**DOI:**	10.3389/fnut.2017.00052
Data:	2017 Nov 8	**Site:**	PubMed Central (PMC)
Editora:	Frontiers in Nutrition		

[s95] - https://pmc.ncbi.nlm.nih.gov/articles/PMC11222287/

Autor:	Prakriti Sharma, Shannon Brown, Elke M Sokoya	**Título:**	Re-evaluation of dietary interventions in rheumatoid arthritis: can we improve patient conversations around food choices?
DOI:	10.1007/s00296-024-05541-4	**Data:**	2024 Feb 20
Site:	PubMed Central (PMC)	**Editora:**	Rheumatology International

[s96] - https://pmc.ncbi.nlm.nih.gov/articles/PMC11755016/

Autor:	Eleni C Pardali, Arriana Gkouvi, Kalliopi K Gkouskou, Anastasios C Manolakis, Christina Tsigalou, Dimitrios G Goulis, Dimitrios P Bogdanos, Maria G Grammatikopoulou	**Título:**	Autoimmune protocol diet: A personalized elimination diet for patients with autoimmune diseases
DOI:	10.1016/j.metop.2024.100342	**Data:**	2024 Dec 30
Site:	PubMed Central (PMC)		

[s97] - https://www.ncbi.nlm.nih.gov/pmc/articles/PMC5968151/

Autor:	Eiko Okimoto, Norihisa Ishimura, Mayumi Okada, Hironobu Mikami, Hiroki Sonoyama, Nahoko Ishikawa, Asuka Araki, Naoki Oshima, Junko Hirai, Shunji Ishihara, Riruke Maruyama, Yoshikazu Kinoshita	**Título:**	Successful Food-Elimination Diet in an Adult with Eosinophilic Gastroenteritis
por:	Department of Gastroenterology and Hepatology, Shimane University School of Medicine, Izumo, Japan; Department of Pathology, Shimane University School of Medicine, Izumo, Japan; Nutritional Treatment Division, Shimane University Hospital, Izumo, Japan	**DOI:**	10.14309/crj.2018.38
Data:	2018 May 23	**Site:**	PubMed Central (PMC)
Editora:	ACG Case Reports Journal		

[s98] - https://pmc.ncbi.nlm.nih.gov/articles/PMC5647120/

Autor:	Gauree G Konijeti, NaMee Kim, James D Lewis, Shauna Groven, Anita Chandrasekaran, Sirisha Grandhe, Caroline Diamant, Emily Singh, Glenn Oliveira, Xiaoyun Wang, Bhuvan Molparia, Ali Torkamani	**Título:**	Efficacy of the Autoimmune Protocol Diet for Inflammatory Bowel Disease
por:	National Library of Medicine (NLM)	**DOI:**	10.1097/MIB.0000000000001221
Data:	2017 Aug 29	**Site:**	PubMed Central (PMC)
Editora:	Inflammatory Bowel Diseases		

[s99] - https://pmc.ncbi.nlm.nih.gov/articles/PMC5682732/

Autor:	Shweta Khanna, Kumar Sagar Jaiswal, Bhawna Gupta	**Título:**	Managing Rheumatoid Arthritis with Dietary Interventions
por:	Disease Biology Laboratory, School of Biotechnology, KIIT University, Bhubaneswar, Odisha, India	**DOI:**	10.3389/fnut.2017.00052
Data:	2017 Nov 8	**Site:**	PubMed Central (PMC)
Editora:	Frontiers in Nutrition		

[s100] - https://pmc.ncbi.nlm.nih.gov/articles/PMC9080102/

Autor:	Gabriel P Esteves, Bruna Caruso Mazzolani, Fabiana Infante Smaira, Elizabeth Silva Mendes, Gabriela Guimarães de Oliveira, Hamilton Roschel, Bruno Gualano, Rosa Maria R Pereira, Eimear Dolan	**Título:**	Nutritional recommendations for patients undergoing prolonged glucocorticoid therapy
por:	Faculdade de Medicina FMUSP, Universidade de Sao Paulo	**DOI:**	10.1093/rap/rkac029
Data:	2022 Apr 21	**Site:**	PubMed Central (PMC)
Editora:	Oxford University Press		

[s101] - https://dx.doi.org/10.1186/s13075-022-02781-2

Autor:	Sigaux, Johanna; Mathieu, Sylvain; Nguyen, Yann; Sanchez, Pauline; Letarouilly, Jean-Guillaume; Soubrier, Martin; Czernichow, Sébastien; Flipo, René-Marc; Sellam, Jérémie; Daïen, Claire	**Título:**	Impact of type and dose of oral polyunsaturated fatty acid supplementation on disease activity in inflammatory rheumatic diseases: a systematic literature review and meta-analysis
por:	BioMed Central	**DOI:**	10.1186/s13075-022-02781-2
Data:	2022-05-07	**Site:**	Arthritis Research & Therapy
Editora:	BioMed Central		

[s102] - https://pubmed.ncbi.nlm.nih.gov/33322318/

Autor:	Letarouilly JG; Sanchez P; Nguyen Y; Sigaux J; Czernichow S; Flipo RM; Sellam J; Daïen C.	**Título:**	Efficacy of Spice Supplementation in Rheumatoid Arthritis: A Systematic Literature Review
DOI:	10.3390/nu12123800	**Data:**	12/11/2020
Site:	PubMed	**Editora:**	Nutrients

[s103] - https://pmc.ncbi.nlm.nih.gov/articles/PMC7600426/

Autor:	Josefine Nelson, Helen Sjöblom, Inger Gjertsson, Stine M Ulven, Helen M Lindqvist, Linnea Bärebring	**Título:**	Do Interventions with Diet or Dietary Supplements Reduce the Disease Activity Score in Rheumatoid Arthritis? A Systematic Review of Randomized Controlled Trials
DOI:	10.3390/nu12102991	**Data:**	2020 Sep 29
Site:	PubMed Central (PMC)	**Editora:**	Nutrients

[s104] - https://pubmed.ncbi.nlm.nih.gov/33396851/

Autor:	Nguyen Y, Sigaux J, Letarouilly JG, Sanchez P, Czernichow S, Flipo RM, Soubrier M, Semerano L, Seror R, Sellam J, Daïen C	**Título:**	Efficacy of Oral Vitamin Supplementation in Inflammatory Rheumatic Disorders: A Systematic Review and Meta-Analysis of Randomized Controlled Trials
DOI:	10.3390/nu13010107	**Data:**	12/30/2020
Site:	PubMed	**Editora:**	Nutrients

[s105] - https://pmc.ncbi.nlm.nih.gov/articles/PMC8540415/

Autor:	Tala Raad, Anne Griffin, Elena S George, Louise Larkin, Alexander Fraser, Norelee Kennedy, Audrey C Tierney	**Título:**	Dietary Interventions with or without Omega-3 Supplementation for the Management of Rheumatoid Arthritis: A Systematic Review
por:	University of Limerick; Deakin University; University Hospital Limerick; La Trobe University	**DOI:**	10.3390/nu13103506
Data:	2021 Oct 4	**Site:**	PubMed Central (PMC)
Editora:	Nutrients		

[s106] - https://pmc.ncbi.nlm.nih.gov/articles/PMC9080102/

Autor:	Gabriel P Esteves, Bruna Caruso Mazzolani, Fabiana Infante Smaira, Elizabeth Silva Mendes, Gabriela Guimarães de Oliveira, Hamilton Roschel, Bruno Gualano, Rosa Maria R Pereira, Eimear Dolan	**Título:**	Nutritional recommendations for patients undergoing prolonged glucocorticoid therapy
por:	Faculdade de Medicina FMUSP, Universidade de Sao Paulo	**DOI:**	10.1093/rap/rkac029
Data:	2022 Apr 21	**Site:**	PMC (PubMed Central)
Editora:	Oxford University Press		

[s107] - https://pmc.ncbi.nlm.nih.gov/articles/PMC10058045/

Autor:	Daniel Martínez-Puig, Ester Costa-Larrión, Nuria Rubio-Rodríguez, Patricia Gálvez-Martín	**Título:**	Collagen Supplementation for Joint Health: The Link between Composition and Scientific Knowledge
por:	R&D Bioiberica S.A.U.	**DOI:**	10.3390/nu15061332
Data:	2023 Mar 8	**Site:**	PubMed Central (PMC)
Editora:	Nutrients		

[s108] - https://pmc.ncbi.nlm.nih.gov/articles/PMC6458786/
Autor: Rebecca Lewis, Constanza B Gómez Álvarez, Margaret Rayman, Susan Lanham-New, Anthony Woolf, Ali Mobasheri
Título: Strategies for optimising musculoskeletal health in the 21st century
por: University of Surrey, Royal Cornwall Hospital, State Research Institute Centre for Innovative Medicine
DOI: 10.1186/s12891-019-2510-7
Data: 2019 Apr 11
Site: PMC (PubMed Central)
Editora: BMC Musculoskeletal Disorders

[s109] - https://pmc.ncbi.nlm.nih.gov/articles/PMC9710390/
Autor: Kristjana Dhuli, Zakira Naureen, Maria Chiara Medori, Francesco Fioretti, Paola Caruso, Marco Alfonso Perrone, Savina Nodari, Paolo Manganotti, Suela Xhufi, Marsida Bushati, Dhurata Bozo, Stephen Thaddeus Connelly, Karen L Herbst, Matteo Bertelli
Título: Physical activity for health
DOI: 10.15167/2421-4248/jpmh2022.63.2S3.2756
Data: 2022 Oct 17
Site: PubMed Central (PMC)
Editora: Journal of Preventive Medicine and Hygiene

[s110] - https://pmc.ncbi.nlm.nih.gov/articles/PMC5461882/
Autor: Louise J Geneen, R Andrew Moore, Clare Clarke, Denis Martin, Lesley A Colvin, Blair H Smith
Título: Physical activity and exercise for chronic pain in adults: an overview of Cochrane Reviews
DOI: 10.1002/14651858.CD011279.pub3
Data: 2017 Apr 24
Site: PubMed Central (PMC)
Editora: The Cochrane Database of Systematic Reviews

[s111] - https://pmc.ncbi.nlm.nih.gov/articles/PMC4534717/
Autor: Kirsten R Ambrose, Yvonne M Golightly
Título: Physical exercise as non-pharmacological treatment of chronic pain: Why and when
por: Thurston Arthritis Research Center, University of North Carolina at Chapel Hill
DOI: 10.1016/j.berh.2015.04.022
Data: 2015 May 23
Site: PubMed Central (PMC)
Editora: Best practice & research. Clinical rheumatology

[s112] - https://pmc.ncbi.nlm.nih.gov/articles/PMC3042669/

Autor:	Jennifer K Cooney, Rebecca-Jane Law, Verena Matschke, Andrew B Lemmey, Jonathan P Moore, Yasmeen Ahmad, Jeremy G Jones, Peter Maddison, Jeanette M Thom	**Título:**	Benefits of Exercise in Rheumatoid Arthritis
por:	School of Sport, Health and Exercise Sciences, Bangor University, George Building, Holyhead Road, Bangor, Gwynedd LL57 2PZ, UK; Department of Rheumatology, Llandudno Hospital, Betsi Cadwaladr University Health Board, Llandudno, LL30 1LB, UK	**DOI:**	10.4061/2011/681640
Data:	2011 Feb 13	**Site:**	PubMed Central (PMC)
Editora:	Journal of Aging Research		

[s113] - https://pmc.ncbi.nlm.nih.gov/articles/PMC6494515/

Autor:	Michael Hurley, Kelly Dickson, Rachel Hallett, Robert Grant, Hanan Hauari, Nicola Walsh, Claire Stansfield, Sandy Oliver	**Título:**	Exercise interventions and patient beliefs for people with hip, knee or hip and knee osteoarthritis: a mixed methods review
por:	St George's, University of London and Kingston University; UCL Institute of Education; University College London; University of the West of England	**DOI:**	10.1002/14651858.CD010842.pub2
Data:	2018 Apr 17	**Site:**	PubMed Central (PMC)
Editora:	The Cochrane Database of Systematic Reviews		

[s114] - https://pmc.ncbi.nlm.nih.gov/articles/PMC9975974/
Autor: Dimitra Moschou, Michail Krikelis, Christos Georgakopoulos, Evangelia Mole, Efstathios Chronopoulos, Symeon Tournis, Clio Mavragani, Konstantinos Makris, Ismene Dontas, Susana Gazi
Título: Sarcopenia in Rheumatoid arthritis. A narrative review
por: Rheumatology Department, KAT General Hospital, Attica, Greece; Laboratory for Research of the Musculoskeletal System "Theodoros Garofalidis", School of Medicine, National and Kapodistrian University of Athens, KAT General Hospital, Attica, Greece; Department of Physiology, School of Medicine, National and Kapodistrian University of Athens, Attica, Greece; Clinical Biochemistry Department, KAT General Hospital, Attica, Greece
DOI: 10.22540/JFSF-08-044
Data: 2023 Mar 1
Site: PubMed Central (PMC)
Editora: Journal of Frailty, Sarcopenia and Falls

[s115] - https://pmc.ncbi.nlm.nih.gov/articles/PMC7120678/
Autor: Christian de Virgilio
Título: Question Sets and Answers
por: Department of Surgery, Harbor-UCLA Medical Center, Torrance, CA USA
DOI: 10.1007/978-1-4939-1726-6_59
Data: 2014 Jul 19
Site: PubMed Central (PMC)
Editora: Surgery

[s116] - https://pmc.ncbi.nlm.nih.gov/articles/PMC10471880/
Autor: Ennio Lubrano, Silvia Scriffignano, Kurt de Vlam, Mario Ronga, Fabio Massimo Perrotta, Rik Lories
Título: Triple jump for the optimal management of psoriatic arthritis: diet, sleep and exercise – a review
DOI: 10.1136/rmdopen-2023-003339
Data: 2023 Aug 30
Site: PubMed Central (PMC)
Editora: RMD Open

[s117] - https://pmc.ncbi.nlm.nih.gov/articles/PMC8299916/
Autor: Ziya Altug
Título: Lifestyle Medicine for Chronic Lower Back Pain: An Evidence-Based Approach
por: IntegrativeDPT.com, Los Angeles, California
DOI: 10.1177/1559827620971547
Data: 2021 Jul 21
Site: PubMed Central (PMC)
Editora: American Journal of Lifestyle Medicine

[s118] - https://pmc.ncbi.nlm.nih.gov/articles/PMC8666892/
Autor: Peter C Taylor, Mart Van de Laar, Andrew Laster, Walid Fakhouri, Amanda Quebe, Inmaculada de la Torre, Saundra Jain
Título: Call for action: incorporating wellness practices into a holistic management plan for rheumatoid arthritis—going beyond treat to target
DOI: 10.1136/rmdopen-2021-001959
Data: 2021 Dec 10
Site: PubMed Central (PMC)
Editora: RMD Open

[s119] - https://pmc.ncbi.nlm.nih.gov/articles/PMC9736780/

Autor:	Christoph Schäfer, Gernot Keyßer	**Título:**	Lifestyle Factors and Their Influence on Rheumatoid Arthritis: A Narrative Review
por:	Department of Internal Medicine II, Medical Faculty, Martin Luther University Halle-Wittenberg, 06120 Halle, Germany	**DOI:**	10.3390/jcm11237179
Data:	2022 Dec 2	**Site:**	PubMed Central (PMC)
Editora:	Journal of Clinical Medicine		

[s120] - https://pmc.ncbi.nlm.nih.gov/articles/PMC9541512/

Autor:	Maria L Musumeci, Maria R Nasca, Simona Boscaglia, Giuseppe Micali	**Título:**	The role of lifestyle and nutrition in psoriasis: Current status of knowledge and interventions
por:	University of Catania	**DOI:**	10.1111/dth.15685
Data:	2022 Jul 18	**Site:**	PubMed Central (PMC)
Editora:	Dermatologic Therapy		

[s121] - https://www.ncbi.nlm.nih.gov/pmc/articles/PMC10291947/

Autor:	Chelsea M Guan, Shazia Beg	**Título:**	Diet as a Risk Factor for Rheumatoid Arthritis
por:	University of Central Florida Hospital Corporation of America (HCA) Healthcare Graduate Medical Education (GME), University of Central Florida College of Medicine	**DOI:**	10.7759/cureus.39273
Data:	2023 May 20	**Site:**	PubMed Central (PMC)
Editora:	Cureus		

[s122] - https://pmc.ncbi.nlm.nih.gov/articles/PMC6684958/

Autor:	Alessandra Zaccardelli, H Maura Friedlander, Julia A Ford, Jeffrey A Sparks	**Título:**	Potential of lifestyle changes for reducing the risk of developing rheumatoid arthritis: Is an ounce of prevention worth a pound of cure?
por:	Brigham and Women's Hospital; Harvard Medical School	**DOI:**	10.1016/j.clinthera.2019.04.021
Data:	2019 Jun 10	**Site:**	PubMed Central (PMC)
Editora:	Clinical therapeutics		

[s123] - https://pmc.ncbi.nlm.nih.gov/articles/PMC6471071/

Autor:	Mohammad Adawi, Giovanni Damiani, Nicola Luigi Bragazzi, Charlie Bridgewood, Alessia Pacifico, Rosalynn R Z Conic, Aldo Morrone, Piergiorgio Malagoli, Paolo Daniele Maria Pigatto, Howard Amital, Dennis McGonagle, Abdulla Watad	**Título:**	The Impact of Intermittent Fasting (Ramadan Fasting) on Psoriatic Arthritis Disease Activity, Enthesitis, and Dactylitis: A Multicentre Study
DOI:	10.3390/nu11030601	**Data:**	2019 Mar 12
Site:	PubMed Central (PMC)	**Editora:**	Nutrients

[s124] - https://pmc.ncbi.nlm.nih.gov/articles/PMC9571356/			
Autor:	Ömer Elma, Katherine Brain, Huan-Ji Dong	**Título:**	The Importance of Nutrition as a Lifestyle Factor in Chronic Pain Management: A Narrative Review
DOI:	10.3390/jcm11195950	**Data:**	2022 Oct 9
Site:	PubMed Central (PMC)	**Editora:**	Journal of Clinical Medicine

[s125] - https://pmc.ncbi.nlm.nih.gov/articles/PMC10127939/			
Autor:	Karen B Onel, Daniel B Horton, Daniel J Lovell, Susan Shenoi, Carlos A Cuello, Sheila T Angeles-Han, Mara L Becker, Randy Q Cron, Brian M Feldman, Polly J Ferguson, Harry Gewanter, Jaime Guzman, Yukiko Kimura, Tzielan Lee, Katherine Murphy, Peter A Nigrovic, Michael J Ombrello, C Egla Rabinovich, Melissa Tesher, Marinka Twilt, Marisa Klein-Gitelman, Fatima Barbar Smiley, Ashley M Cooper, Barbara Edelheit, Miriah Gillispie-Taylor, Kimberly Hays, Melissa L Mannion, Rosemary Peterson, Elaine Flanagan, Nadine Saad, Nancy Sullivan, Ann Marie Szymanski, Rebecca Trachtman, Marat Turgunbaev, Keila Veiga, Amy S Turner, James T Reston	**Título:**	2021 American College of Rheumatology Guideline for the Treatment of Juvenile Idiopathic Arthritis: Recommendations for Nonpharmacologic Therapies, Medication Monitoring, Immunizations, and Imaging
por:	American College of Rheumatology	**DOI:**	10.1002/art.42036
Data:	2022-03-01	**Site:**	PubMed Central (PMC)

Fontes de imagem

As imagens não listadas são de criação própria ou foram adquiridas com licença apropriada. Todos os direitos estão reservados para essas imagens.

Para todas as outras imagens listadas aqui:
Nenhuma das imagens foi modificada, apenas a resolução foi ajustada. Na versão eBook, as imagens foram compiladas em colagens numeradas. Todas as imagens permanecem sujeitas à sua licença original e são usadas de acordo com seus respectivos termos de licença. Se você descobrir erros de atribuição ou outras discrepâncias, entre em contato conosco.

Data da revisão final da imagem: 2025-02-19.

Licença utilizada

CC0 http://creativecommons.org/publicdomain/zero/1.0/deed.en

Créditos de imagem

[i1] - 001_001_003_image_kurzkettige_fettsaeuren.jpeg
https://upload.wikimedia.org/wikipedia/commons/3/32/Valeric-acid-3D-balls-B.png

Date:	2010-08-01	**por:**	Jynto
License:	Public domain		

[i2] - 001_001_003_image_mikrobiom.jpeg
https://upload.wikimedia.org/wikipedia/commons/1/1a/Rhodium_Microbiome_Isolates_SABL_Insert_%28iss068e012558%29.jpeg

Date:	Taken	**por:**	OptimusPrimeBot
Artista:	NASA Johnson Space Center / Bob Hines	**License:**	Public domain

[i3] - 001_001_003_image_ballaststoffe.jpeg
https://upload.wikimedia.org/wikipedia/commons/3/3d/Fruit%2C_Vegetables_and_Grain_NCI_Visuals_Online.jpg

Date:	1989	**por:**	Lobo
Artista:	Unknown authorUnknown author	**License:**	Public domain

[i4] - 001_002_001_image_carotinoide.jpeg
https://upload.wikimedia.org/wikipedia/commons/1/14/Pumpkin_Pie.jpg

Date:	2012-03-11	**por:**	Jean-Frédéric
Artista:	Peggy Greb	**License:**	Public domain

[i5] - 001_002_002_image_chiasamen.jpeg
https://upload.wikimedia.org/wikipedia/commons/5/5b/Mexican_chia_seeds_%281%29.jpg
Date: 2024-05-31 **por:** Fumikas Sagisavas
License: CC0

[i6] - 001_002_002_image_lachs.jpeg
https://upload.wikimedia.org/wikipedia/commons/e/e3/Box_of_salmon_from_Shiranuka.jpg
Date: 2021-11-18 **por:** Syced
License: CC0

[i7] - 001_002_002_image_leinoel.jpeg
https://upload.wikimedia.org/wikipedia/commons/9/9e/Flaxseed_is_fed_into_a_battery_of_five-roller_grinders%2C_the_first_step_in_extracting_linseed_oil_-_NARA_-_283916.jpg
Date: circa **por:** US National Archives bot
Artista: class="fn value"> Unknown authorUnknown author or not provided **License:** Public domain

---

[i8] - 001_002_002_image_makrele.jpeg
https://upload.wikimedia.org/wikipedia/commons/8/88/Maquereaux_etal.jpg
Date: 2004-05-31 **por:** Rex
Artista: Jastrow **License:** Public domain

[i9] - 001_002_003_image_vitamin_a.jpeg
https://upload.wikimedia.org/wikipedia/commons/c/c2/Vitamin_C.jpg
Date: 2019-10-29 **por:** BarbariSka88
License: CC0

[i10] - 001_002_003_image_vitamin_c.jpeg
https://upload.wikimedia.org/wikipedia/commons/d/dd/Vitamin_C_%281989_calendar_march%29.jpg
Date: 1989-01 **por:** Fæ
Artista: Bill Branson (Photographer) **License:** Public domain

---

[i11] - 001_002_003_image_zink.jpeg
https://upload.wikimedia.org/wikipedia/commons/4/46/Zinc_Cafe_%28Los_Angeles%29_Salmon_dish_%28July_2022%29.jpg
Date: 2022-07-24 **por:** Benoît Prieur
License: CC0

[i12] - 001_003_001_image_zytokin.jpeg
https://upload.wikimedia.org/wikipedia/commons/c/c0/BDNF_1BND.jpg
Date: 2010-11-04 **por:** Ayacop
License: Public domain

[i13] - 001_003_002_image_darmschleimhaut.jpeg
https://upload.wikimedia.org/wikipedia/commons/f/fe/Histopathology_of_intestinal_spirochetosis.jpg
Date: 2022-09-01 **por:** Mikael Häggström
License: CC0

[i14] - 001_003_002_image_molekulare_mimikry.jpeg
https://upload.wikimedia.org/wikipedia/commons/6/61/Streptococcus_pyogenes_01.jpg
Date: 1979 **por:** Quibik
Artista: Photo Credit: Content Providers(s): **License:** Public domain

---

[i15] - 001_003_003_image_anthocyan.jpeg
https://upload.wikimedia.org/wikipedia/commons/3/3c/Lathyrus_vernus_habitus.jpg
Date: 2020-05-03 **por:** Nefronus
License: CC0

[i16] - 001_003_003_image_mitochondrium.jpeg
https://upload.wikimedia.org/wikipedia/commons/0/0c/Mitochondria%2C_mammalian_lung_-_TEM.jpg

Date:	2008-05-16	**por:**	Vojtěch Dostál
Artista:	Louisa Howard	**License:**	Public domain

[i17] - 002_001_001_image_mediterrane_ernaehrung.jpeg
https://upload.wikimedia.org/wikipedia/commons/8/8b/Michael_Taylor_and_colleagues_visit_the_farm_stand_owned_by_the_Spear_family_in_Waldoboro.jpg

Date:	2013-08-18	**por:**	Darlenefrivera
Artista:	The U.S. Food and Drug Administration	**License:**	Public domain

[i18] - 002_001_003_image_oxidativer_stress.jpeg
https://upload.wikimedia.org/wikipedia/commons/f/f9/Lewis_Researcher_in_the_Materials_and_Stresses_Building_%28GRC-1952-C-31339%29.jpg

Date:	Taken	**por:**	OptimusPrimeBot
Artista:	NASA Glenn Research Center	**License:**	Public domain

[i19] - 002_001_003_image_creaktives_protein.jpeg
https://upload.wikimedia.org/wikipedia/commons/f/f5/Computer-generated_image_of_the_structure_for_C-reactive_protein.jpg

Date:	2009-11-03	**por:**	Maureendberryhill
Artista:	National Institute of Standards and Technology	**License:**	Public domain

[i20] - 002_002_001_image_ketogene_ernaehrung.jpeg
https://upload.wikimedia.org/wikipedia/commons/b/b4/Measuring_Ketocal.jpg

Date:	2008-12-18	**por:**	Colin
License:	Public domain		

[i21] - 002_002_001_image_vegane_ernaehrung.jpeg
https://upload.wikimedia.org/wikipedia/commons/6/64/Vegan_Curry_-_Milk_No_Sugar.jpg

Date:	2023-04-11	**por:**	Onthewings
Artista:	Andy Li	**License:**	CC0

[i22] - 002_002_003_image_gelenkknorpel.jpeg
https://upload.wikimedia.org/wikipedia/commons/f/fb/Histology_of_articular_cartilage_zones.jpg

Date:	2016-07-01	**por:**	Mikael Häggström
Artista:	Catherine A. Bautista, Hee Jun Park, Courtney M. Mazur, Roy K. Aaron, Bahar Bilgen	**License:**	CC0

[i23] - 002_002_003_image_kollagen.jpeg
https://upload.wikimedia.org/wikipedia/commons/2/25/Fibers_of_Collagen_Type_I_-_TEM_.jpg

Date:	2006-10-07	**por:**	Patho
Artista:	Louisa Howard	**License:**	Public domain

[i24] - 002_002_003_image_omega3fettsaeuren.jpeg
https://upload.wikimedia.org/wikipedia/commons/f/fb/Sunsplash_omega3_leinsameno.jpg

Date:	2005-08-07	**por:**	VisualBeo
Artista:	Christian H.	**License:**	Public domain

[i25] - 002_003_002_image_leinsamen.jpeg
https://upload.wikimedia.org/wikipedia/commons/8/84/Linum_usitatissimum%2C_Findlay_Township%2C_2024-10-22.jpg

Date:	2024-10-22	**por:**	Cbaile19
License:	CC0		

[i26] - 002_003_003_image_nahrungsergaenzungsmittel.jpeg
https://upload.wikimedia.org/wikipedia/commons/f/f1/Iodine_pills.jpg

Date:	2014-12-02	**por:**	Mx. Granger
License:	CC0		

[i27] - 003_001_001_image_gemuese.jpeg
https://upload.wikimedia.org/wikipedia/commons/9/97/Child_working_selling_vegetables_in_downtown_Maracaibo.jpg

Date:	2013-03-16	**por:**	Wilfredor
License:	CC0		

[i28] - 003_001_001_image_getraenke.jpeg
https://upload.wikimedia.org/wikipedia/commons/c/ce/EmiMa-077.jpg

Date:	2016-11-30	**por:**	MartinThoma
Artista:	Emanuel Jöbstl und Martin Thoma	**License:**	CC0

[i29] - 003_001_001_image_lebensmittel.jpeg
https://upload.wikimedia.org/wikipedia/commons/6/6d/Good_Food_Display_-_NCI_Visuals_Online.jpg

Date:	1988-12	**por:**	Lobo
Artista:	Unknown authorUnknown author	**License:**	Public domain

[i30] - 003_001_001_image_obst.jpeg
https://upload.wikimedia.org/wikipedia/commons/e/e0/Citrus_fruits.jpg

Date:	2005-01-15	**por:**	MarkSweep
Artista:	Scott Bauer, USDA	**License:**	Public domain

[i31] - 003_001_002_image_muedigkeit.jpeg
https://upload.wikimedia.org/wikipedia/commons/e/e3/Fatigue2.jpg

Date:	13 October 2012	**por:**	Fel23
Artista:	geralt	**License:**	CC0

[i32] - 003_002_002_image_gewuerze.jpeg
https://upload.wikimedia.org/wikipedia/commons/2/24/Spices_in_Medeltidsmuseet.jpg

Date:	2023-02-23	**por:**	StarTrekker
License:	CC0		

[i33] - 003_002_002_image_huelsenfruechte.jpeg
https://upload.wikimedia.org/wikipedia/commons/e/e7/Various_legumes.jpg

Date:	2013-12-13	**por:**	FarnhamJ
Artista:	Keith Weller, Agricultural Research Service, USDA	**License:**	Public domain

[i34] - 003_002_002_image_nuesse.jpeg
https://upload.wikimedia.org/wikipedia/commons/a/ae/Pecans%2C_hazelnuts%2C_walnuts%2C_almonds%2C_Brazil_nuts_on_a_table_with_logs_2.jpg

Date:	2016-12-22	**por:**	Baileynorwood
License:	CC0		

[i35] - 003_002_002_image_vollkornprodukte.jpeg
https://upload.wikimedia.org/wikipedia/commons/f/f5/QuinoaGrains.jpg

Date:	2008-04-09	**por:**	Ben pcc
Artista:	User:Ben_pcc	**License:**	Public domain

[i36] - 003_002_003_image_lebensmittelverschwendung.jpeg
https://upload.wikimedia.org/wikipedia/commons/a/a6/Food_Waste_nach_Weihnachten.jpg

Date:	2023-12-28	**por:**	PizzaToast
License:	CC0		

[i37] - 003_002_003_image_trockenwaren.jpeg
https://upload.wikimedia.org/wikipedia/commons/f/f4/Food_dryer_-_interior.jpg

Date:	2024-05-17	**por:**	Waz8
License:	CC0		

[i38] - 003_002_003_image_getreideprodukte.jpeg
https://upload.wikimedia.org/wikipedia/commons/b/b3/Various_grains.jpg

Date:	before	**por:**	Rainer Zenz
Artista:	Peggy Greb, USDA ARS	**License:**	Public domain

[i39] - 003_002_003_image_konserven.jpeg
https://upload.wikimedia.org/wikipedia/commons/8/87/Pressure_canner.jpg

Date:	2017-06-23	**por:**	Kittycataclysm
Artista:	Colorado State University Extension	**License:**	CC0

[i40] - 003_002_003_image_tiefkuehlkost.jpeg
https://upload.wikimedia.org/wikipedia/commons/4/47/Refrigerator_with_frozen_foods_in_Sailor_House_%281%29.jpg

Date:	2022-02-19	**por:**	Onthewings
Artista:	Andy Li	**License:**	CC0

[i41] - 003_003_003_image_meditation.jpeg
https://upload.wikimedia.org/wikipedia/commons/0/00/Meditation_Focus_Point.jpg

Date:	2024-12-12	**por:**	Bondigoldwiki
License:	CC0		

[i42] - 003_003_003_image_stressreaktionen.jpeg
https://upload.wikimedia.org/wikipedia/commons/6/62/Canva_-_Woman_Feeling_Emotional_Stress.jpg

Date:	2016-07-04	**por:**	Carovinc2
Artista:	MismibaTinasheMadando	**License:**	CC0

[i43] - 003_003_003_image_schlafrhythmus.jpeg
https://upload.wikimedia.org/wikipedia/commons/c/c0/Clay_Sleepwalker_Bernd_Lantern.jpg

Date:	2024-04-02	**por:**	R. J. Mathar
License:	CC0		

[i44] - 003_003_003_image_yoga.jpeg
https://upload.wikimedia.org/wikipedia/commons/f/fc/Yoga_Room_-_23_RAW-Export_%28Sergej_Majboroda_via_Poly_Haven%29.png

Date:	08.3.2023	**por:**	PantheraLeo1359531
Artista:	https://polyhaven.com/all?a=Sergej%20Majboroda	**License:**	CC0

[i45] - 004_001_001_image_darmflora.jpeg
https://upload.wikimedia.org/wikipedia/commons/d/da/Candida_albicans_PHIL_3192_lores.jpg

Date:	1969	**por:**	Martin H.
Artista:	CDC/Dr. William Kaplan	**License:**	Public domain

[i46] - 004_001_001_image_mikroorganismen.jpeg
https://upload.wikimedia.org/wikipedia/commons/b/bc/E_coli_at_10000x%2C_original.jpg

Date:	2005-03	**por:**	Brian0918
Artista:	Photo byfkfkrErbe, digital colorization by Christopher Pooley, both of USDA, ARS, EMU.	**License:**	Public domain

[i47] - 004_001_002_image_propionat.jpeg
https://upload.wikimedia.org/wikipedia/commons/f/f8/Propionic_acid_spheres.png

Date:	2009-10-29	**por:**	Edgar181
License:	Public domain		

[i48] - 004_001_002_image_topinambur.jpeg
https://upload.wikimedia.org/wikipedia/commons/2/25/Helianthus_tuberosus_-_Champ_de_topinambours.jpg

Date:	2012-09-29	**por:**	Dinkum
License:	CC0		

[i49] - 004_002_001_image_pflanzliche_ernaehrung.jpeg
https://upload.wikimedia.org/wikipedia/commons/4/4e/Vegetarian_diet.jpg

Date:	2006-03-20	**por:**	Dbenbenn
Artista:	Scott Bauer, USDA ARS	**License:**	Public domain

[i50] - 004_002_002_image_quinoa.jpeg
https://upload.wikimedia.org/wikipedia/commons/9/96/Salmon_on_quinoa_-_Massachusetts.jpg

Date:	28 December 2024	**por:**	Daderot
License:	CC0		

[i51] - 004_002_002_image_ahornsirup.jpeg
https://upload.wikimedia.org/wikipedia/commons/1/18/Maple_syrup.jpg

Date:	15 April 2006	**por:**	Miguel Andrade
License:	Public domain		

[i52] - 004_002_002_image_hirse.jpeg
https://upload.wikimedia.org/wikipedia/commons/b/b5/Pearl_millet_in_Namibia.png

Date:	2024-04-09	**por:**	Maria Beatrics
License:	CC0		

[i53] - 004_002_002_image_stevia.jpeg
https://upload.wikimedia.org/wikipedia/commons/0/0f/Stevia_rebaudiana_%28potted_plant%29.jpg

Date:	2010-10-17	**por:**	Gabriela Ruellan
Artista:	Gabriela F. Ruellan	**License:**	CC0

[i54] - 004_003_002_image_folsaeure.jpeg
https://upload.wikimedia.org/wikipedia/commons/a/a9/Folic_Acid_SFM.png

Date:	2010-06-28	**por:**	Lanulos
License:	Public domain		

[i55] - 004_003_002_image_entzuendungsmarker.jpeg
https://upload.wikimedia.org/wikipedia/commons/4/42/Rouleaux_Red_Cells.jpg

Date:	2014-11-15	**por:**	Osasere05
Artista:	Prof. Osaro Erhabor	**License:**	CC0

[i56] - 004_003_003_image_knorpelgewebe.jpeg
https://upload.wikimedia.org/wikipedia/commons/e/ee/Hypertrophic_Zone_of_Epiphyseal_Plate.jpg

Date:	2010-02-22	**por:**	Robert M. Hunt~commonswiki
Artista:	Robert M. Hunt	**License:**	Public domain

[i57] - 005_001_001_image_pilates.jpeg
https://upload.wikimedia.org/wikipedia/commons/9/91/Pilates_01.jpg

Date:	2008-02	**por:**	ISED
Artista:	J. Vílchez	**License:**	Public domain

[i58] - 005_001_001_image_wassergymnastik.jpeg
https://upload.wikimedia.org/wikipedia/commons/8/8a/US_Navy_050816-M-4322H-001_Participants_of_the_Marine_Corps_Community_Services_water_aerobics_class_take_a_short_rest_after_treading_water_in_the_pool.jpg

Date:	Taken	**por:**	BotMultichillT
Artista:	U.S. Marine Corps photo by Cpl. Martin R. Harris	**License:**	Public domain

[i59] - 005_001_001_image_tai_chi.jpeg
https://upload.wikimedia.org/wikipedia/commons/c/ca/Haikou_People%27s_Park_-_people_practicing_t%27ai_chi_ch%27uan_%28tai_chi%29_-_01.jpg
Date: 2012-04-17 **por:** Anna Frodesiak
License: CC0

[i60] - 005_001_002_image_hantel.jpeg
https://upload.wikimedia.org/wikipedia/commons/f/f2/Kurzhanteln_2_x_15_kg_2v2.jpg
Date: 2021-07-15 **por:** Singlespeedfahrer
License: CC0

[i61] - 005_001_002_image_physiotherapeut.jpeg
https://upload.wikimedia.org/wikipedia/commons/8/8c/Physical_Therapists_at_work.jpg
Date: 2011-03-07 **por:** Jnyles
Artista: _US_Navy_100723-N-7214P-020_Machinist's_Mate_Fireman_George_F._Avinger_practices_cone_drills_during_physical_therapy_in_the_Comprehensive_Combat_and_Complex_Casualty_Care_facility_at_Naval_Medical_Center_San_Diego.jpg **License:** Public domain

---

[i62] - 005_001_002_image_fitnessband.jpeg
https://upload.wikimedia.org/wikipedia/commons/c/cd/Fitness_bar_with_resistance_tube.jpg
Date: 2024-01-24 **por:** Corn cheese
License: CC0

[i63] - 005_002_001_image_nikotin.jpeg
https://upload.wikimedia.org/wikipedia/commons/7/7c/Leaf_epidermis.jpg
Date: desconhecido **por:** Calliopejen1
Artista: Louisa Howard (Dartmouth electron microscope facility) **License:** Public domain

---

[i64] - 005_003_001_image_antibiotika.jpeg
https://upload.wikimedia.org/wikipedia/commons/5/59/Staphylococcus_aureus_%28AB_Test%29.jpg
Date: 1972 **por:** Chb
Artista: CDC / Provider: Don Stalons **License:** Public domain

---

[i65] - 005_003_001_image_leber.jpeg
https://upload.wikimedia.org/wikipedia/commons/5/53/Secondary_tumor_deposits_in_the_liver_from_a_primary_cancer_of_the_pancreas.jpg
Date: 2002 **por:** Haymanj
License: Public domain

[i66] - 005_003_003_image_laborparameter.jpeg
https://upload.wikimedia.org/wikipedia/commons/0/0c/Barbara_Askins%2C_Chemist_-_GPN-2004-00022.jpg
Date: 1978 **por:** BotMultichillT
Artista: NASA **License:** Public domain

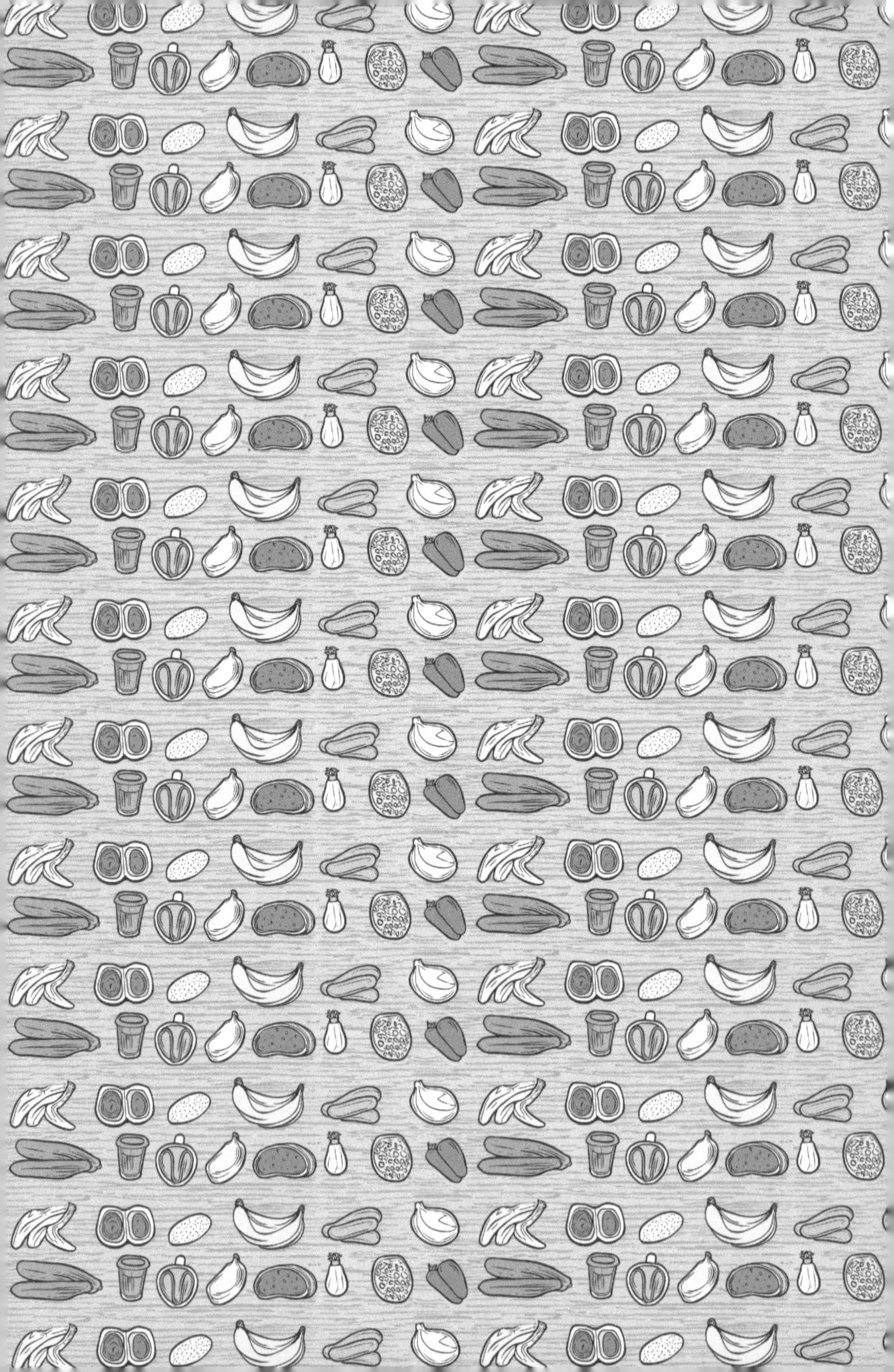

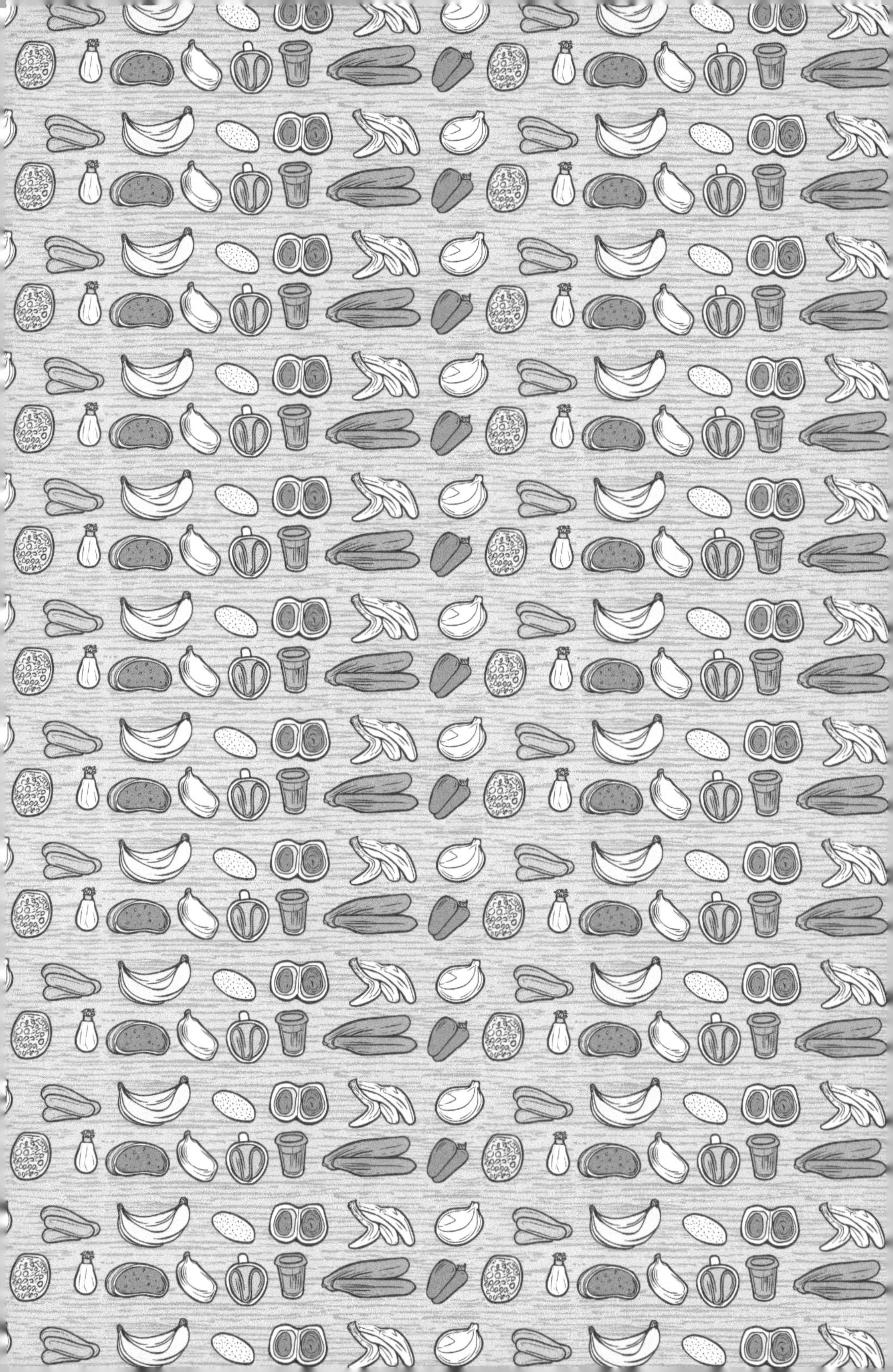

Kolibri 360 GmbH
Ferdinand-Jühlke-Straße 7
99095 Erfurt, Deutschland
produktsicherheit@kolibri360.de